Lodovico Satana

Tägliche, freundliche Erinnerung

und
76 Bausteine
einer Sexualstrategie des Mannes
im Abendglanz des Westens

Der Mann muß hinaus
Ins feindliche Leben,
Muß wirken und streben
Und pflanzen und schaffen,
Erlisten, erraffen,
Muß wetten und wagen,
Das Glück zu erjagen.
   - Friedrich Schiller,
Das Lied von der Glocke

Es herrscht Fickzwang.
   - Halbork

ISBN: 9783739233598
© Lodovico Satana 2019
Unlektorierte Fassung v1.01
Strichzeichnung Cover: Anonymer Meister
Covergestaltung: Angelica „Lily" Ponceau
Layout und Satz: Leo Naphta
Herstellung und Verlag: BoD – Books on Demand, Norderstedt

Inhalt

Tägliche, freundliche Erinnerung 7
76 Bausteine einer Sexualstrategie des Mannes 18

Dein Leben 18
01 – Lebe in der großen Stadt 18
02 – Studiere 20
03 – Geh kellnern 21
04 – Geh unter Leute 22
05 – Behandle Menschen gut 25
06 – Fahr öffentlich 28
07 – Maximiere den Kontakt 30
08 – Wohn allein 31
09 – Mach deine Wohnung zu einem angenehmen Ort 32
10 – Kenne deine Umgebung 37
11 – Sei kein kulturloses Stück Scheiße 37
12 – Besitze ein Auto, aber benutz es nicht 38
13 – Geh auf Reisen 39
14 – Lerne Englisch so gut, dass Du darin Witze machen kannst 40

Dein Körper 41
15 – Betreibe Krafttraining 41
16 – Iss gesund. Iss nicht ungesund. 45
17 – Trink im Alltag nur Wasser 54
18 – Hör auf zu rauchen 54
19 – Zieh dich bitte endlich vernünftig an 54
20 – Verzichte auf Brillen 64
21 – Genieß die Aussicht 65
22 – Trage Bart und längere Haare 66
23 – Solide Körperhygiene ist Pflicht 67

Der erste Kontakt 70
24 – Mach die Augen auf 70

25 – Sei sichtbar 71
26 – Such Situationen, in denen Frauen
visuell unterbeschäftigt sind 72
27 – Beachte emotionalisierende Umstände 73
28 – Achte auf einladende Signale 75
29 – Blickkontakt, Blickkontakt, Blickkontakt 78
30 – Der erste Schritt ist deine Pflicht 80
31 – Wenn Du nicht weiter weißt,
tu nichts und schau einfach zu 98
32 – Hier das fehlende Kapitel über Gesprächsführung 100
33 – Sei offen, freundlich und männlich 101
34 – Wenns sein muss, hol dir ihre Nummer 101

Das Date *103*
35 – Triff sie in Gesellschaft deiner Freunde 103
36 – Akzeptiere niemals Absagen am selben Tag 106
37 – Warte nicht länger als 20 Minuten auf sie 107
38 – Gib und kleide dich ähnlich wie beim ersten Kontakt 108
39 – Lehn dich ein wenig zurück 108
40 – Achte auf Anzeichen von Anziehung 109
41 – Vorwärts immer, rückwärts manchmal 110
42 – Geh auch mal vom Gas 112
43 – … aber bremse niemals vor grünen Ampeln 112
44 – Nimm ihre Hand 113
45 – Nimm sie unter einem Vorwand mit nach Hause 113
46 – Kenne deinen und ihren Körper 114
47 – Vertrau dem Tier in dir 116
48 – Sei hinterher lieb und diskret 118

Notorisch Nützliches *119*
49 – Kenne das weibliche sexuelle Programm 119
50 – Kenne das männliche sexuelle Programm 124
51 – Bedenke das Alter einer Frau 126
52 – Dosiere Commitment 131

53 – Bedenke die Zeiten und Sitten 136
54 – Unterschreib nichts 142
55 – Meide die Irren 145
56 – Benutz immer Kondome 147
57 – Hol dir die Zurückweisung, du feige Sau 149
58 – Stell dich deiner Eifersucht 150
59 – Du stirbst und fi 151
60 – Nein, deine Ex kommt nicht zurück 151
61 – Schreib alte Nummern 152
62 – Sei mikro-ehrlich 153
63 – Sei nicht radikal 154
64 – Senke deine Standards, aber ziele hoch,
       vor allem nach hinten 154
65 – Komm ihr nicht mit Weltraum, Moral oder Vergangenheit .. 155
66 – Romantische Liebe ist die Bürde
       und das Privileg des Mannes 156
67 – Halts Maul 156
68 – Hör nicht auf Frauen 157
69 – Trainiere deine Pimp-Hand 159
70 – Führe Beziehungen 161
71 – Vernachlässige nicht deine Freunde 167
72 – Gib Prostitution eine Chance 167
73 – Verlass den Westen für immer 168
74 – Gib auf 170
75 – Betreibe Online-Dating professionell 171
76 – Tanze! 181

Tägliche, freundliche Erinnerung **184**

Bemerkungen, Widmung, Dank **186**

Tägliche, freundliche Erinnerung

Wenn dir regelmäßig hübsche Biester das Frühstück ans Bett bringen sollen, musst Du ein Gewinner sein. Das ist seit je her die Lizenz zum Beischlaf und den Annehmlichkeiten einer Liebesbeziehung. Glotz nicht, leg los.

Woah. Darf ich mich erstmal hinsetzen? Dachte das is hier das Vorwort.

Brudi, wenn Du hier nur eine Sache mitnimmst, dann das. Hat mich gefreut, viel Glück und leih dieses Buch einem Freund.

Chill mal. Gewinner, hm?

Ja, Brudi. Superwichtig.

Dann mach so mit Leerzeichen zwischen.

Ein G e w i n n e r sein.

Nice. Und wie geht das?

Frauen mögen eine ganze Menge Dinge an uns. Deine körperliche Erscheinung und vieles mehr ist überwiegend genetisch, da kannst Du nur optimieren, auf die handwerklichen Details komm ich später zurück. Einfluss hast Du vor allem auf deinen sozialen Status, also deinen Rang in Gruppe und Gesellschaft. Wenn Du eine liebe Freundin haben willst, kommst Du um Bemühungen auf diesem Gebiet kaum herum.

Klingt anstrengend.

Der Markt wird schwieriger. Der Westen ist von weiblichen Sexualinteressen heute geradezu durchdrungen: Die Mädels können dank gesellschaftlicher, medizinischer und technischer Umstände in totaler Sicherheit und mit erschreckender Effizienz auf Partnersuche gehen. Der sexuelle Marktwert von Durchschnittsmännern hingegen befindet sich im freien Fall und die Ehe, diese klassische sexuelle Nische der Zivilisation, ist zu einer grausamen Falle geworden. Brudi, wenn Du nicht aus der Masse ragst, wirst Du von Frauen nichtmal bemerkt. Und wenn Du dich nicht vorsiehst, wirst Du in einem Ausmaß ausgebeutet, das an Leibeigenschaft grenzt.

> Alter, steck dir deine Systemkritik und sag mir einfach wie ich ficke, ok?

Eins haben alle Gewinner gemeinsam. Weißt Du, was es ist?

> Breite Schultern? Dickes Auto? Hoher Testosteronspiegel?

Schadet alles nicht. Aber ich rede vom kleinsten gemeinsamen Nenner aller Gewinnertypen: Sie machen irgendwas!

> Hä.

Sie haben ein Ziel, Brudi. Sie widmen sich einer Aufgabe, die mit Frauen nichts zu tun hat. Tägliche, freundliche Erinnerung, ein Mann mit Mission zu sein! Sichte deine Anlagen und Talente, krieg deinen Arsch hoch und versuch was zu erreichen. Das ist sowas wie eine gutartige schmutzige Bombe! Ein Mann mit einem Ziel bewegt sich anders, spricht anders, denkt anders. Er behandelt Menschen besser und wird besser behandelt. Er lässt sich nicht alles gefallen – auch nicht von Frauen. Er ist freundlich, selbstbewusst, witzig und auch mal dreist. Er kommt rum, trifft Leute, erlernt neue Fähigkeiten. Er geht auch mal ein Risiko ein und beschreitet unausgetretene Pfade. Er verdaut Niederlagen schneller. Er übernimmt Verantwortung, kennt seine Leute und hilft seinen Freunden.

> Soso.

Und Mut macht es, Brudi! Deine neurotischen Ängste verblassen, sobald Du das Visier hochklappst und zum Horizont schaust. Du alter Schisser könntest plötzlich in der Lage sein, die Blonde mit den fröhlichen Augen anzusprechen, die dir im Kaffeehaus Blicke zuwirft.

Vieles, was die Verführungskunst lehrt, erlangt ein Mann gleichsam im Vorübergehen, wenn er sich Ziele zu setzen beginnt.

> Ich glaub nicht, dass mir schonmal eine Blonde mit fröhlichen Augen Blicke zugeworfen hat.

Auch nicht im Kaffeehaus?

> Ich geh doch gar nicht ins Kaffeehaus.

Du brauchst dich wirklich nicht wundern.

Brudi, auf die Schnelle zum Gewinner, das wird nicht gehen. Doch schon die ernsthafte Bemühung könnte sich lohnen. Der Zocker sucht den Gewinner am Start, nicht im Ziel. Und Frauen müssen seit zehntausend Generationen auf uns wetten in diesem Rattenrennen, das sich Heterosexualität nennt. Wahrlich, sie lesen den Namen des Gewinners aus den Gewitterwolken, die sich über den Schlachtfeldern der Liebe türmen, lange bevor der erste Tropfen fällt.

> Schöne Stelle.

Abgeschrieben. Soll nicht heißen, dass die Mädels keine Fehler machen, ganz im Gegenteil, gerade die unerfahrenen lassen sich täuschen. Die Verführungskunst macht sich das zunutze und bespielt die Klaviatur der Anziehung, ohne die dahinterstehenden Versprechungen einzulösen. Der Gewinner wird also lediglich imitiert.

Ja, das wird wehtun. Machs trotzdem.

Alter, ich hab nicht die geringste Lust, mein Leben umzukrempeln.

Bitteschön. Aber glaub mir, als Durchschnittstyp kriegst Du heute keine Liebe mehr. Die hübschen Dinger drängeln sich um die wenigen attraktiven Männer und stellen sich dafür auch gerne mal in die Warteschlange. Wieso auch nicht, es muss niemand verhungern. Für brave Luschen wie dich ist in zehn Jahren noch Zeit, wenn der entrechtete Posten besetzt werden muss, den man immer noch beschönigend Familienvater nennt.

Dies sind dunkle Zeiten für brave Jungs wie dich, die den Schuss nicht gehört haben. Und höchst erfreuliche für Strizzis wie mich.

Die Gesellschaft ist schuld, oder?

Guter Cope, Brudi. Aber machs dir nicht zu bequem in der Ecke. Denn egal wie vollständig Du das System durchschaust, ficken wirst Du davon nicht.

Spielverderber.
Darf ich wenigstens im Frauenhass Zuflucht suchen?

Was immer dich entspannt, Brudi.

Eigentlich will ich ja nur die schöne Jutta von nebenan.

Nein, das willst Du nicht. Zumindest nicht nur und nicht auf Dauer. Frauen haben die unangenehme Eigenschaft, lange vor unseren einschlägigen Bedürfnissen zu verfallen! Mutter Natur versucht dich zu überzeugen, dass Jutta die Antwort auf alle Fragen ist, aber glaub mir, der alten Puffmutter ist nicht zu trauen. In ein paar Jahren siehst Du Jutta mit anderen Augen. Und dann wirst Du dir wünschen, nichts unterschrieben zu haben.

Hä.

Später. Geh raus und pack den Stier bei den Hörnern! Du kennst sicher den alten Spruch: *Kümmer dich um deinen Erfolg und die Frauen kommen von selbst.*

Deshalb schreib ich es hier nochmal, außerdem am Buchende und dazwischen sicher mehrfach. Und mit glühenden Eisen würd ichs dir in den Pelz brennen, wenn ich könnte--

Ich habs ja nun erst gut zehnmal gelesen.

Geh voran, sei die Speerspitze! Mach aus deiner Idee eine Firma! Bau ein U-Boot! Flieg als Kolonist zum Mars!

Von den U-Boot-Konstrukteuren hört man Beunruhigendes.

Alright, vergiss das U-Boot. Aber etwas Außergewöhnliches zu leisten, bleibt Gottes Sonderprüfung für alle, die auch mal von den Cremeschnitten probieren wollen.

Ich will von den Cremeschnitten probieren.

Weiß ich doch. Hab maln Interview mit einem großen Künstler gesehen, der sagte: Solang man in Bewegung bleibt, ist man ok. Der meinte wahrscheinlich seine Kunst. Aber ich glaub, das stimmt auch sonst und insgesamt.

Ok, soweit das Wichtige.

Das wars?

Ja. Abgesehen davon ist der heterosexuelle Liebeszirkus, wie er in der freien Welt stattfindet, ein multidisziplinäres Geschicklichkeitsspiel, das möglichst viel Erfahrung verlangt und auf dem Weg dahin eine Handvoll guter Tipps.

Die Erfahrung musst Du dir selbst besorgen. Für die Tipps nimm dieses ehrwürdige kleine Drecksbuch hier. Die Palette der Ratschläge reicht von aufwandslos bis herkulisch, von kostenlos bis schweineteuer, von trivial bis gefinkelt, von moralisch grade noch vertretbar bis eindeutig shitstormpflichtig. Greif dir, was Du gebrauchen kannst und lass den Rest liegen. Das Meiste gilt kulturübergreifend; schreib mir bitte trotzdem keine zornigen Briefe aus einer saudi-arabischen Gefängniszelle.

Wiederkehrend Thema ist die Kontaktaufnahme zu Frauen im öffentlichen Raum, denn diese Fähigkeit zu entwickeln ist der Fortschritt schlechthin im Leben eines jeden Gewohnheitsfickers; alle anderen Gelegenheiten von Privatparty über Tanzkurs bis Clubbesuch sind nur Spezialfälle mit geringerem Schwierigkeitsgrad.

Wegen der Reihenfolge der Tipps: Ich hoffe, sie erscheint dir genauso logisch wie mir!

<3

Eine knappe Zusammenfassung:

Man muss normalgewichtig und in Form sein. Man muss auf Stil und Körperpflege achten. Man muss offen und freundlich auf Menschen zugehen. Man muss sehen und gesehen werden. Man muss auf einladende Signale achten. Man muss den ersten Schritt machen. Man muss alle weiteren Schritte machen. Man muss Zurückweisung erkennen und ertragen lernen. Man muss stets Kondome verwenden und darf niemals heiraten. Man darf sich dem stetig schwieriger werdenden Partnermarkt im Westen auch verweigern. Man darf copen.

Aber das ist alles Firlefanz im Vergleich zur täglichen, freundlichen Erinnerung.

Jetzt will ich nicht mehr. Mach Du.

Komm, sags nochmal.

Ich, ein von Frauen ignorierter Vollzeitverlierer
mit tausend anderen Problemen,
soll mich meinen Dämonen stellen
und zu irgendeiner mysteriösen Berufung finden.
Weils den Mullen gefällt und ich noch nie
ein Problem mit guten Vorsätzen hatte.

Genau das, Brudi. Genau das.

Eins noch. Karl Lagerfeld sagte am 19. April 2012 in der Talkshow *Markus Lanz*: „Wer eine Jogginghose trägt, hat die Kontrolle über sein Leben verloren." - Der Spruch taucht im Buch mehrmals abgewandelt auf. Es ließ sich nicht vermeiden.

76 Bausteine einer Sexualstrategie des Mannes

Dein Leben

01 – Lebe in der großen Stadt

Ein niemals versiegender Zustrom junger Frauen unterschiedlichster Qualitäten, die sich allesamt untereinander nicht kennen. Mannigfaltige Möglichkeiten, auf sie zu treffen. Und Oberklasse-Paysex. Das sind die Motive des gemeinen Fickers, in einer Großstadt zu leben; die zahlreichen anderen guten Gründe zu nennen ist nicht die Aufgabe dieses Buches.

Je größer die Stadt, desto besser! Mehr Auswahl schlägt weniger Konkurrenz bei weitem. Im deutschsprachigen Raum empfehlen sich folgende Städte beziehungsweise Agglomerationen: Berlin, das Rhein-Ruhr-Gebiet, Hamburg, München und Wien. Vor allem Wien.

Warum vor allem Wien?

Ruhe.

Je migrantischer, desto besser! Mädels ohne sozialen Rückhalt vor Ort fallen dir ein ganzes Stück weit leichter in die Hände. Denk an die Institutionen unsteter Seelen von Flüchtlingsheim bis Expat-Treff.

Je touristischer, desto besser! Kulturelle und ethnische Exotik tun dir gut und Frauen auf Reisen befinden sich oft im emotionalen Ausnahmezustand aka günstige Stimmung. Dass sie die Stadt bald für immer verlassen und dementsprechend kein Mensch jemals etwas erfahren muss, ist sexuellen Abenteuern ebenfalls zuträglich. Liebeleien mit Touristinnen führen gelegentlich zu äußerst lohnenden internationalen Bekanntschaften.

Je universitärer, desto besser! Universitäten sind Magnete für Frischmullen. Wenn die Uni bedeutsam ist, darf die Stadt gerne etwas kleiner sein. Beispiel Murcia, Spanien oder Göttingen, Deutschland: Hinsichtlich Einwohnerzahl nichts Besonderes, aber die Uni macht es wett. Frequentiere insbesondere Veranstaltungen für Erstsemester, pflück sie dir, bevor es jemand anderer tut! Studentinnen sind gut für dich und werden es noch jahrzehntelang sein.

Je zentraler, desto besser! Du willst dort leben, wo Menschen aufeinandertreffen; nicht dort, wo sie in ihren Hütten sitzen und fernsehen. Das Leben beginnt idealerweise direkt vor deiner Haustür. Ohne mindestens einen serbokroatischen Buchladen, eine obskure, ständig leerstehende 1-Raum-Gemäldegalerie, ein äthiopisches Restaurant und ein ranziges Studiwohnheim in Gehreichweite hast du die Gegend verfehlt!

Kostet natürlich. Wenn die Kohle nicht reicht, rücke ein wenig nach den Außenbezirken ab. Als junger Mensch fängst Du jedenfalls an zu studieren und ziehst in ein innerstädtisches Studentenheim. Auch eine Wohngemeinschaft ist eine Möglichkeit. Zu Semesterbeginn kann es schwierig sein, ein Zimmer zu finden; wenn möglich, geh während des Jahres auf die Suche. Vielleicht gründest Du ja auch eine WG?

Ok, sollte ein Scherz sein. Sei niemals Hauptmieter in einer WG.

02 – Studiere

Wenns irgendwie geht, Brudi. Die Hochschulen großer Städte sind Partnermärkte der Superlative. Junge, weltoffene Menschen mit Statusplus und einer Menge Freizeit, deren naive Neugier sie unablässig die Wildwechsel im Dickicht der Liebe beschreiten lässt. Universitäten sind sexuell derart ergiebig, dass nicht wenige hochspezialisierte Unificker nach ihrem Abgang in eine hartnäckige Phase unfreiwilliger Enthaltsamkeit schlittern.

Ach deshalb sind Festanstellungen an der Universität so begehrt. Bis dahin findest Du mullensatte Studienfächer im Dunstkreis Kultur, Gesundheit, Soziales und Sprachen. Und natürlich Psycho und Jus und der ganze Lehramts-Scheiß und fucking BWL.

Landschaftsarchitektur.

Hehe, genau. Jedenfalls ab an die Uni mit dir!

Der Zug ist abgefahren.

Bist Du sicher, Brudi? Das nachgeholte Abitur glänzt besonders hübsch und Klassenzimmer mit aufsteigewilligen Endzwanzigern sind feine Jagdgründe für sich. Check die Beihilfen und Steuervorteile! Schonmal dran gedacht, dass Papa vielleicht nochmal unterhaltspflichtig wird?

schmale Augen

Frau Richterin Doppelname liebt solche Geschichten. Es soll außerdem Leute geben, die in Aulas, Hörsälen und Studentenfeten auf die Jagd gehen, ohne irgendwo anders eingeschrieben zu sein als in der Hausverbotsliste der lokalen Armenspeisung.

Soso.

Hab ich mal gehört.

03 – Geh kellnern

Es gibt viele Nebenjobs, die dich regelmäßig in Kontakt mit neuen Leuten bringen und Kellnern ist nur einer, den man besonders leicht bekommt. Aushilfskellner braucht es fast immer irgendwo. Kellnern ist selten lustig, wird aber deine sozialen Fähigkeiten trainieren. (Und deinen Körper.) Sauf nicht zuviel und fang nicht an zu rauchen. Bevorzuge studentische und mild touristische Lokale im Zentrum. Wenn die Kohle kein Faktor ist, mach schwache Tage; die mag keiner und Du kommst leichter mit den Gästen ins Gespräch. Sieh dich unter deinen Kollegen um, da gibt es nicht selten sehr aktive Figuren. Frag den Alex, ob Du mitgehen kannst zum Klettern und die Masha, ob in ihrer Pokerrunde noch ein Platz frei ist.

Eine zweite, unbedingt zu nennende Kategorie sind Jobs, die dir unter der Anmutung von Kompetenz und Status Kontakt zu jungen Frauen verschaffen; etwa die zahlreichen Varianten von (Nachhilfe-)Unterricht.

<3

Übrigens, solang Du konsequent einen Bogen um Geisteskranke machst, kannst Du deine Arbeitskolleginnen ruhig der Reihe nach wegflexen. *Don't fuck the company* isn Cope von Leuten, die am Arbeitsplatz genausowenig abkriegen wie irgendwo sonst.

<3

04 – Geh unter Leute

Geh da hin, wo Menschen zusammen Spaß haben.

> Dasja ekelhaft.

Brudi, ich würde dir den Umgang mit Heilige-Birma-Katzen in seal point empfehlen, wenns nur mit den Mädels helfen würde. Tut es aber nicht. Keine Freunde, keine Liebe!

> Na toll.

Nutz erstmal jede sich bietende Gelegenheit. Die Raucher gehen kurz vor die Tür, um quasselnd ihrer Sucht zu frönen? Jawohl, Du qualmst ausnahmsweise eine mit! Anna will mit dem Wohnmobil auf den Peloponnes und sucht noch Leute, die einen Reifen wechseln können? Pack die Koffer! Es geht schon die dritte Tüte rum und dich frisst gleich die Couch, aber Richie will noch rüber in den Club? Komm hoch, wechsel das Shirt und setz Kaffee auf, die Nacht ist jung!

> Ach ich weiß nich.

Klappe, Brudi! Du lässt dir Chancen entgehen: Auf neue Leute, auf Unterhaltung, auf Freundschaften, auf Ficks.

> Meine Freunde und ich hocken gern in der Bude, gucken Fußball und trinken Bier. Zählt das?

Ja! Naja. Besser als allein zuhaus, oder? Außerdem taucht selbst in hermetischen Zirkeln gelegentlich ein neues Gesicht auf. Vielleicht überzeugst Du deine Truppe ja irgendwie, mal wieder raus zu gehen?

> Uff.

04 – Geh unter Leute

Noch was. Du solltest jedes Mal innerlich hellhörig werden, wenn Du dich einer sozialen Herausforderung nicht gewachsen fühlst. Diese Art Erfahrung kannst Du nämlich besonders gut gebrauchen. *Step out of your comfort zone* nennt das die Verführungslehre: Kollege lädt dich zu seiner Geburtstagsfeier mit Karaokepflicht ein, aber bei der Vorstellung wird dir die Hose klamm? Sortier deine Eier, Du Memme! Mach es aus Mut, aus Trotz, aus Verzweiflung ... mir egal. Hauptsache, Du tust es.

Angst.

Noch die peinlichste Erfahrung ist Erfahrung und somit das Wichtigste überhaupt im Umgang mit Frauen. Also nimm das Mikro und sing *Looking for Freedom,* bevor es zu spät ist!

Als sozial aktiver Mensch wird man außerdem öfter fotografiert und verfügt entsprechend über bessere Bilder für soziale Netzwerke und Internet-Singlebörsen.

Du versuchst das hier wirklich zu verkaufen, oder?

Und wechsel auch mal das Milieu, insbesondere nach unten! Wenn Du sonst Kaschmirpullis über Hemden mit Krawatte trägst und weißt, wie man ein Weinglas richtig hält, ist sone Hippiesause auf nem verfallenen Bauernhof ohne Strom und fließendes Wasser genau das Richtige für dich.

Ab einem gewissen sozialen Status kannst Du selbst zum Knotenpunkt werden: Sprich Einladungen aus, bring Leute zusammen!

Brudi, wenn die Posaune der sexuellen Globalisierung erschallt, trägst Du besser einen Gehörschutz aus sozialer Kompetenz. Die Fähigkeit, sich mit anderen Menschen zu allseitigem Vorteil wenigstens oberflächlich zusammenzuschließen, ist eine männliche

Spezialität und vielleicht die einzige soziale Disziplin, in der wir den Frauen überlegen sind. Übe dich darin! Klassefrauen lernt man überproportional durch Freunde kennen! Denk an die letzten zehn Frauen, mit denen Du richtig guten Sex hattest.

Z-zehn?

Sehr wahrscheinlich wirst Du feststellen, dass Du die meisten davon ohne diesen oder jenen Bekannten nie gefickt hättest.

Meinst Du Liebe machen?

Klappe, Brudi! Gerade wenn Du in punkto Aussehen nicht zur Elite gehörst, sind Freundeskreise unverzichtbar. Freu dich nicht zu früh, Frauen sind hinsichtlich anderer Merkmale genauso selektiv. Aber Partys, Geburtstagsfeiern, Hochzeiten und Co. stellen separate Märkte dar, auf denen Du möglicherweise einen höheren Preis erzielst. In Gesellschaft deiner Freunde aufzutreten verschafft dir das, was die Verführungskunst *social proof* nennt: Frauen finden dich attraktiver, wenn Du von Menschen umgeben bist, die dich mögen. Frauen sind darauf programmiert, dich danach zu beurteilen, wie Du von anderen Menschen behandelt wirst!

Seltsam.

Schon, oder? Gerade auf Internetdates siehst Du schnell sozial isoliert aus. Triff begehrte Frauen daher im Beisein von Leuten, die dich mögen und respektieren! Gründe Institutionen, die eine Einführung neuer Mädels in bestehende Freundeskreise erlauben: Spielerunden, Sportgruppen, Filmabende, Konzertbesuche. Vielleicht hat ihre Freundin auch Zeit?

<3

Brudi, stell dir deine Bekanntenkreise als Förderbänder vor, die dir über die Jahre hinweg zuverlässig saftige Muschis anliefern.

Deine Freunde sind außerdem dein Stamm, dein Clan, deine Herde! Sie verleihen dir Status und umgekehrt! Kümmer dich um sie! Ohne Verbündete und Vertraute ist kein Mann komplett. Frauen lassen sich von einem strammen Isolani durchaus mal bumsen, aber sie schließen sich ihm nicht dauerhaft an. Ein intaktes Sozialleben ist deine Eintrittskarte für Langzeitbeziehungen!

05 – Behandle Menschen gut

Freunde zu gewinnen ist eine schwerblütige Angelegenheit. Sympathie und Vertrauen kommen nicht über Nacht, zumindest nicht unter Erwachsenen. Lies nochmal die tägliche, freundliche Erinnerung am Beginn des Buches! Die interessantesten Menschen triffst Du nebenher, auf dem Weg zu deinen Zielen.

Und dann?

Behandle Menschen gut, Brudi. Geh offen und freundlich auf sie zu. Rede mit ihnen, freu dich und leide mit ihnen! Rede nicht schlecht über Abwesende und lass die Angeberei. Lass dir nicht auf den Kopf scheißen und zieh auch mal eine Linie in den Sand. Ansonsten aber vergib den Leuten ihren Unsinn und arrangiere dich mit ihren Schwächen.

Uff.

Brudi, allein sein ist scheiße und Feinde zu haben im besten Fall nutzlos. Krieg das in die Rübe rein und setz deinen antisozialen Anwandlungen Grenzen. Wir beide wissen, dass dein Menschenhass nur Zuflucht ist und Ausrede und Produkt deiner Einsamkeit.

> Halt dein dummes Psychomaul!

Wenn Du bei Null beginnst, kann der Aufbau eines Bekanntenkreises verdammt lange dauern. Monate, vielleicht Jahre. Vielleicht kontaktierst Du ja erstmal alte Bekannte, zu denen der Kontakt eingeschlafen ist?

> Das ist nicht die Sorte Leute, über die man Frauen kennenlernt ...

Schade, aber für den Anfang muss es reichen! Später musst Du freilich selektieren, alleine schon aus Zeitgründen. Eine Sonderstellung sollten dann stets unternehmungslustige Bekannte einnehmen, die ihrerseits viele Leute kennen. Ein besonders wertvoller Schatz sind weibliche Freunde, vor allem hübsche. Lass dich sehen mit ihnen! Social Proof ist mächtig: In Begleitung schöner Frauen wirst Du die Aufmerksamkeit von Mädels bekommen, für die Du sonst nur Luft wärst.

Ausblick gefällig? Als Vielficker bist Du kraft deiner sozialen Fähigkeiten recht beliebt. Es kann sich trotzdem lohnen, etwas leiser aufzutreten. Der Sex kann dir nämlich auch in die Quere kommen. Männer sorgen sich um ihre Freundinnen und Ehefrauen befürchten, ihre Hausknechte könnten sich durch deine pikanten Geschichten an gewisse fast vergessene Freuden erinnern. Exen aus langjährigen Beziehungen sind besonders gefährlich. Sie wissen zuviel und haben oft nicht bekommen, was sie wollten. Frauen sind unangenehme Gegner, gegen die einen Sieg zu erringen ebenso schwierig wie ertraglos ist. Verzichte auf Vergeltung und verzeih den Damen alles, was dich nicht umbringt! Nimm dir immer die Zeit, auf verträgliche Weise Schluss zu machen: Freundlich, aber unmissverständlich und konsequent lautet die Devise.

05 – Behandle Menschen gut

Mach ehemalige Bettgenossinnen möglichst zu guten Freundinnen. (Ja, das kann funktionieren.) Der freundschaftliche Umgang mit Exen gibt besten Social Proof! Selbst wenn die Nummer scheitert, dein ernsthaftes Bemühen könnte den Vipern unter deinen Verflossenen ein wenig die Giftzähne ziehen. Außerdem tauchen nicht völlig vergraulte Mädels bisweilen aus der Vergangenheit auf wie Geldscheine in alten Jacken, wie Amphoren in antiken Wracks, wie Bernsteinzimmer! Manchmal kommen sie wieder und suchen den Schwonnek! Eine nach Jahren wiederaufgenommene Liebesbeziehung kann wunderschön sein!

Schwonnek?

Im Lauf der Jahre wirst Du feststellen, dass es an Frauen wesentlich weniger zu mögen als zu lieben gibt. Aber Brudi, glaub mir, sie meinen es nicht böse! Nicht immer jedenfalls. Vergiss nicht: Was wir zu unseren Lebzeiten den Frauen an Unsinn vergeben, wird uns im Jenseits in Form von Kaiserschmarrn und Panettone vergolten!

Ah ja?

Man muss die Augen zumachen und es sich ganz fest wünschen.

Eine permanente Gefahrenquelle stellen frustrierte Nichtficker dar, auch im eigenen Freundeskreis. Besorg dir eine herzallerliebste Ausrede der Sorte *I've been a miner for a heart of gold* und jammer auch mal rum. Das beruhigt die Neider.

Eine Anmerkung zum Schluss: Für deine unmittelbare sexuelle Wirkung auf Frauen ist es notorisch unerheblich, wie Du andere Leute behandelst. Die Mädels kümmert es überhaupt nicht, ob Du ein netter Typ bist; sie lassen sich von begehrten Männern auch alles Mögliche gefallen. Die in diesem Kapitel empfohlene allgemeine Freundlichkeit dient nur als soziales Schmiermittel. Die Mädels werden davon nicht feuchter!

Gerade bei sehr schönen Frauen ist im Gegenteil darauf zu achten, es mit der Freundlichkeit nicht zu übertreiben. Das assoziieren die blitzschnell (und meistens korrekterweise) mit uninteressanten Typen aus der zweiten Reihe. Für diese Jungs hat sie in zehn bis fünfzehn Jahren noch Zeit! Solange alle Lippen straff und alle Bäckchen prall sind, kann sie auf die problemlos verzichten.

Lass deine Mädels daher ruhig mal deine Launen spüren, wenns keiner sieht. Die werden damit schon fertig. Männliche Stimmungen auszugleichen ist ein weibliches Fachgebiet! Sei und bleibe ein Mann mit Ecken und Kanten. Es tut dir gut.

Jaja.

06 – Fahr öffentlich

Öffentliche Verkehrsmittel, insbesondere solche mit offenen Fahrgasträumen und viel Stehfläche, sowie die dazugehörigen Warteräume von Haltestelle bis Bahnhofscafé sind hervorragend geeignet für das, was die Verführungskunst in Abgrenzung zu einschlägigen abendlichen Veranstaltungen *daygame* nennt. Ein niemals endendes Kommen und Gehen tendenziell junger, schöner Menschen aller Rassen, Kulturen, Schichten, Haarfarben und Fettverteilungstypen, ein paar Minuten lang vereint in Untätigkeit.

Jung und schön? Kann es sein, dass Du ausschließlich blunzenfett U-Bahn fährst?

06 – Fahr öffentlich

Klappe Brudi! Ganz im Gegenteil, ich schau genauer hin als Du. Laufstege der Liebe sind das und für jeden Geschmack ist was dabei. Versprochen.

Die haben doch alle die Ohren verstöpselt.

So laut hört kaum einer Musik, dass er davon blind wird! Blickkontakt ist das einzig notwendige Werkzeug, um gepflegt Kontakt zu Frauen im öffentlichen Raum aufzunehmen; dazu später mehr im Abschnitt „Der erste Kontakt". Du kannst problemlos selbst Musik hören, während Du in Öffis den Beutelzwerg bejagst!

Beutelzwerg?

Das Abnehmen und Verstauen deiner Ohrhörer verschafft deinen nervösen Händen in den ersten Sekunden einer Begegnung Beschäftigung. Und ohne den Soundtrack von *Koyaanisqatsi* sind Öffis ohnehin nicht zu ertragen!

Ach komm.
Wer will schon in der U-Bahn angesprochen werden.

Kommt drauf an von wem, oder? Klar, übervolle Waggons im morgendlichen Berufsverkehr sind kein sonderlich geeigneter Ort für einen Flirt. Aber tu mal nicht so, als wärst Du da schon wach! Schwerer wiegt, dass die Leute im Winter bis zur Unkenntlichkeit eingepackt sind und im Sommer stinken wie die Schweine, die sie nunmal sind. Daygame begünstigt gutaussehende Männer außerdem ähnlich umfänglich wie Online-Dating. Trotzdem solltest Du das Ärgernis des Körpertransports als verheißungsvolle Synkope im städtischen Lebensvollzug betrachten. Sieh sie dir an! Wie sie sich langweilt! Wie sie Gelegenheit hat und Zeit, dich zu entdecken und zu beobachten! Wie eine lustvolle Ahnung von Zufall und Schicksal ihren Blick überglänzt!

Jaja. Und wie sie alleine ist. Keine Zeugen, Brudi! Niemand wird je davon erfahren! Im anonymen öffentlichen Raum triffst Du zuverlässiger als irgendwo sonst auf den oft so erfreulichen Typus der Fremdgängerin. Besonders abends zur Ausgehzeit solltest Du Öffis benutzen und aufmerksam sein. Da sind besonders viele feuchte Muschis unterwegs.

Es ist billig, funktioniert ohne Freunde und die Biester sind nicht vorgewarnt. Schon auf dem Land zahlt es sich aus, in der Großstadt wird es zur Pflicht. Wahrlich, wer gerne fickt und nicht öffentlich fährt, hat die Kontrolle über sein Leben verloren.

07 – Maximiere den Kontakt

Frauen interessieren sich nicht für mich! sagst Du, fährst täglich zweimal von Garage zu Garage und verbringst deine Abende alleine vor dem Fernseher.

Frauen interessieren sich nicht für mich.
Wie sollen sie denn, Brudi, sie bekommen dich ja nichtmal zu Gesicht. Du musst für Gelegenheit sorgen! Zahlreiche Punkte in diesem Buch behandeln oder streifen diese Thematik, etwa die routinemäßige Nutzung öffentlicher Verkehrsmittel oder das Annehmen sozialaffiner Jobs. Aber denk weiter, denk in Wahrscheinlichkeiten, denk statistisch! Jede systematische Änderung im Alltag, die dich öfter und näher an die Damen heranführt, kann dir helfen. Triff Freunde nicht in Privatwohnungen, geh ins Kaffeehaus! Nutze jeden Anlass, aus deiner Hütte zu kommen! Beehre mullensatte Subkulturen, das sind Fickbiotope! Geh viel

zu Fuß, beweg dich durch die Straßen! Frequentiere Frühstückslokale! Durchquere zwei Waggons und lass den Blick schweifen, ehe Du dich im Zug hinsetzt! Such dir ein Stammlokal mit wechselnder Gästeschaft, trink dort nach der Arbeit einen grünen Tee und halt die Augen offen! Schmeiß eine WG-Party und ermuntere die Gäste, Freunde mitzunehmen! Geh zu der kleinen Molligen, die im Club jeden zu kennen scheint und mach ihr ein Kompliment – so viele neue Leute an einem Abend hast Du noch nie getroffen! Und nimm den Saisonjob im Ferienhotel an!

> Gleich kommt der Salsakurs.

Klappe, Brudi. Und bitteschön, wir wissen beide, dass Du keine Ahnung hast, was Du studieren sollst. Also warum nicht erstmal Medizin statt Maschinenbau? Es hat erheblich mehr Titten dort und nicht alle liegen auf Stahltischen.

Kontaktmaximierung kann zu einer psychologischen Herausforderung werden. Trotz allem freundlich sein zur Ex kann eine lohnende Willensleistung sein, um sozial im Spiel zu bleiben. Und sei Frauen niemals böse, nur weil sie dich sexuell zurückweisen. Bleib cool und leg ihre Freundinnen flach!

08 – Wohn allein

Die Ausnahmen Mutti, Studentenheim und Wohngemeinschaft gelten bis 19, 25 bzw. 28. Keinen Tag länger!

Die eigene Wohnung ist als Beweis von Eigenständigkeit und Selbsterhaltungsfähigkeit ein Attraktivitätsmerkmal für sich. Sie löst auch die meisten logistischen Probleme im Liebesbetrieb. Wo sie sich befinden soll, wurde bereits besprochen: Möglichst zentral in einer großen Universitätsstadt, deren Sprache Du beherrscht. Die Immobilie sollte deinen Einkommensverhältnissen entsprechen; weder wesentlich darüber noch darunter ergibt längerfristig Sinn.

Lass keinen einziehen. Vor allem nicht, wenn er eine Frau ist! Über die Vorteile ungeteilten eigenen Territoriums haben die Biester noch einen jeden Mann früher oder später schmerzlich in Kenntnis gesetzt. Eine Frau hört nie auf zu versuchen, die Kontrolle über ihr Umfeld und die Menschen darin auszuweiten. Ist angeboren. Kompromisse und Vernunftlösungen funktionieren nicht.

Keine Haustiere, die machen unbeweglich.

09 – Mach deine Wohnung zu einem angenehmen Ort

Kriegst Du deine Bude so hin, dass auch der Durchschnittsgast ein zweites Mal kommen will? Das ist in etwa das Ziel. Die Wohnung muss erst noch erfunden werden, die man mit bescheidenen Mitteln nicht zumindest gemütlich bekommt! Die Schlagwörter sind: Warme Luft, dimmbares Licht, Vorhänge, Bücher, Teppiche, Pflanzen, Möbel aus Holz, Bezüge aus Stoff, ausreichend Sitzgelegenheit, Polster, eine Kuscheldecke, Gesellschaftsspiele, Snacks, Musik, Kaffee und Alkohol. Kein Gestank, kein Müll, wohlriechende Handtücher und ein benutzbares Klo.

Soweit das Mindestprogramm. Darfs ein bisschen mehr sein? Orientiere dich grob an folgenden Vorschlägen:

09 – Mach deine Wohnung zu einem angenehmen Ort

Freier Platz geht vor Tand. Wenige, dafür schöne und hochwertige Möbel. Sauber und aufgeräumt, aber nicht klinisch; es darf und soll ein bewohnter Eindruck entstehen. Putzen lassen kostet nicht die Welt und entlastet – wenn Du jemanden findest, der den Job seriös erledigt.

> Ich hatte mich schon gefragt, wie weit ich hier reinlesen muss, bis Du dich zum ersten Mal über das Personal beschwerst.

Klappe, Brudi. Dass die einzelnen Damen Spuren ihrer Konkurrentinnen entdecken, ist übrigens erstens kaum zu vermeiden und zweitens keineswegs schädlich, ganz im Gegenteil, Konkurrenz befeuchtet die Biester und lässt sie ihre Bemühungen verdoppeln.

Wo Du dich anziehst, braucht es einen Ganzkörperspiegel, vor dem Du idealerweise auch ein paar Schritte zurücktreten kannst. Das Schlafzimmer ist ein Ort der Ruhe ...

> Bei dir vielleicht.

... und sollte auch so eingerichtet sein. Das Bett sollte Komfort bieten. Hochwertige, stets frische Bettwäsche. Mindestens zwei Kopfpolster unterschiedlicher Größe zur Wahl für Gäste, denn da divergieren die Vorlieben ganz erheblich.

Eine pflegeleichte Pflanze ist Pflicht, der Trend geht zur Palme.

> <3

Bitte sorg dafür, dass sie einigermaßen gesund aussieht, schlag die Pflege im Internet nach. Bei längerer Abwesenheit haben sich handelsübliche Bewässerungssysteme bewährt.

Zur Dekoration der Wände: Fanschals und Trikots sind unzulässig! Poster und Zeichnungen verlangen nach Rahmen. Paar Fotos und Postkarten sind ok. Kunstdrucke auf Leinwand und Keilrahmen sehen gut aus. Übertreib es nicht, eine Wand darf auch mal leer sein.

Deine Einrichtung darf erkennen lassen, wer Du bist. Solang Du diesbezüglich noch rätselst, halt dich an folgende Richtlinien: Praktisch, aber nicht kalt. Gemütlich, aber nicht verranzt. Interessiert, aber nicht nerdig. Sensibel, aber nicht weich. Verzichte auf Show-Effekte! Deine Wohnungseinrichtung ist nicht in der Lage, deiner Person etwas hinzuzufügen, unterlasse jeden diesbezüglichen Versuch. Wenn es günstig sein muss, nutze das in deiner Gegend dominierende Internetportal für Gebrauchtmöbel! In größeren Städten kannst Du dir alles Nötige nach und nach zum Sparpreis aus der unmittelbaren Nachbarschaft holen.

Zur Musik. Ich weiß, knüppelharter Mathcore ist genau dein Ding. Aber wenn Du Gäste hast, bitte, mach ein paar Schritte in Richtung massentauglich. Hast Du traurige Freunde? Die hören für gewöhnlich die bessere Musik! Lass dir was empfehlen, streich alles, was unwillkürlich an Suizid denken lässt und misch es in die Liste. Streaming-Dienste leisten gute Dienste. Oder lass ein College-Internetradio laufen! Wenn Du die Stimmung von sexuell unentschlossenen Gästinnen in günstige Bahnen lenken willst, lass es repetitiv, basslastig und warm erklingen. Höhepunktslos, trance-induzierend, somnambul. Dream Pop, Ambient, Trip Hop, sowas. Für Cougars lässt man ne Platte von Cesária Évora laufen oder sehnsüchtigen südamerikanischen Singer-Songwriter-Scheiß. Oder hast Du mal versucht, die Mullenohren mit Alternative Folk zu stopfen?

Zum Alkohol: Ein bisschen Auswahl bitte. Bier, Rot- und Weißwein, eine Sorte Schaumwein und einige gängige Spirituosen

09 – Mach deine Wohnung zu einem angenehmen Ort

kann man ohne übertriebenen Aufwand immer im Haus haben. Halt die Zutaten für einen simplen, im Glas gebauten Longdrink bereit: Gin Tonic, Cola Rum, Wodka Lemon. Jungmullen mögen es süß und cremig, denk an Cocktails mit Milch, Likören, Fruchtsäften. So ein Amaretto Sour mit Glasstrohhalm im Bleiglas-Tumbler, ja scheiße, da werd ich ja selber feucht! Zum Wiedererwecken und bei-Laune-halten schwächelnder Gäste zu später Stunde kannst Du den doppelten Espresso mit Galliano stärken.

Jetzt ist mir schlecht.

Apropos Kaffee. Wenn es besser schmecken soll, besorg dir ungeachtet der von dir favorisierten Zubereitungsart Bohnen aus Kleinröstereien und mahle selbst. Prestigeträchtige Kapselsysteme sind des Teufels, kommen bei den Mädels aber gut an und vergeben jeden Zustand. Den besten Instant-Espresso bietet der E.S.E.-Standard. Außerdem mögen die Biester aufgeschäumte Milch, und zwar jede Menge davon.

Jederzeit vorrätig zu halten sind freilich Kondome. Und Viagra.

Bei dir vielleicht.

Brudi, es gibt Situationen, in denen man es einfach nicht drauf ankommen lassen möchte. Sildenafil und Co. gehören in den Medikamentenschrank eines jeden ernstzunehmenden Fickers ebenso wie in die Jacke, die er abends trägt. Brudi! Jedes Mal, wenn ein Mann auf Kondome verzichtet, weil er Angst hat, seine Erektion zu verlieren, muss im Schwarzwald ein Karnickel husten. Aber total trocken und kraftlos, nachgerade moribund! Also besorg dir das Zeug; Männerforen im Internet helfen dir bei der Suche nach zuverlässigen Quellen.

Man braucht sich den Biestern nicht unnötig anzudienen, aber nichts spricht dagegen, auf weibliche Bedürfnisse Rücksicht zu nehmen. Hauspantoffeln, Bademäntel, ein paar T-Shirts in XS? Der Wollpullover, den du neulich kaputtgewaschen hast, dürfte jetzt auch die richtige Größe haben. Ins Badezimmer stellst Du gut sichtbar eine *Kiste der Frauen* mit Einweg-Abschminktüchern, Wattestäbchen und -pads, Haargummis und -spangen, Pinzetten, Kontaktlinsenflüssigkeit und -behälter, Einwegrasierer, originalverpackte Zahnbürsten, Zahnseide, Interdentalbürstchen, Nagellackentferner, Tampons, ein Fön, frauenfähig duftendes Duschgel und Shampoo ...

Bin ich ein Drogeriemarkt?

Du kannst nicht erwarten, dass sie ihr Badezimmer dabeihat, wenn sie überraschend bei dir aufschlägt. Und sie soll sich doch zurechtmachen können, oder?

Sag mal, seh ich da Tampons in der Liste?

Alte Streitfrage. Gib ihnen um Himmels willen je eine eigene Haarbürste! Hol dir sone Regentonne für den ganzen Scheiß, den sie ständig in deiner Wohnung „vergessen". Kennst Du die *Zahnpflege-Taschensets* von elmex? Mit der zusammensteckbaren Zahnbürste und den beiden Zahnpastatuben im Putzbecher? Ein paar davon bereithalten – gibt es einen hygienischeren Weg, Danke zu sagen?

Das is so bisschen die Achselhöhle von dem Buch hier, oder?

Wenn man die Wäsche nicht trocken genug schleudert, kriegt man beim Aufhängen total kalte Hände.

10 – Kenne deine Umgebung

Dein Viertel ist dein Territorium! Frauen mögen Männer, deren Führung sie sich anvertrauen können. Kenne die Restaurants, Bars, Clubs und Cafés. Wo gibts die besten Burger? Den schönsten Flohmarkt? Die aufregendste Livemusik? Sei freundlich zu den Angestellten und gib Trinkgeld im vernünftigen Rahmen. Rede mit Wirten, Barkeepern und Kellnern; sie sind nützliche soziale Knotenpunkte. Ein Stammlokal zu haben kann hilfreich sein; insbesondere wenn es einer dieser auf Frauen ausgelegten Läden mit gutaussehenden Kellnern, leichter Küche und sonnigem Gastgarten ist.

Dasja ekelhaft.

Klappe, Brudi. Unter Garantie kommt außerdem die Nacht, wo Du und deine Beute um drei Uhr morgens eines Imbisses an einem warmen Ort bedürfen. Also mach dich kundig, wo frühmorgens noch gekocht wird.

Aber denk nicht nur an Gastronomie. Eine Frau in ein Spielwarengeschäft oder einen obskuren Antiquitätenladen zu entführen, kann ein Abenteuer für sich sein.

Und sei nett zu deinen Nachbarn! Zumindest nicht grausam. Also kündige Partys an und mach beim Ficken das Fenster zu.

11 – Sei kein kulturloses Stück Scheiße

Brudi, leg die Langhantel weg und lies *Lolita* von Nabokov oder *Replay* von Ken Grimwood. Hör eine Platte von Falco oder von Galaxie 500. Sieh dir den *Mann mit rotem Hut* im Museo correr an, während deine Freunde am Markusplatz zwanzig Euro für ihren Kaffee bezahlen. Schau alte Godzilla-Filme im Original mit Untertiteln. Geh ins Theater! Hör Jazz in Krakau! Rauch einen Joint auf der Strudlhofstiege, an der bemoosten Vase, in der Morgendämmerung. Rede mit Ausländerinnen über Essen, Sprache, Literatur und Kunst!

Ein wenig Kultur und Weltgewandtheit tun dir gut, Brudi. Alleine schon, weil Du dann eventuell maln bisschen weniger Schwachsinn redest.

12 – Besitze ein Auto, aber benutz es nicht

Ein Auto ist ein sehr teures Ding, das dich samt Gepäck und Freunden jederzeit überall hinbringt. Der Einfluss auf den Erfolg bei Frauen wird gemeinhin überschätzt. Womit Du rumfährst, wird zwar registriert; besser ficken wirst Du davon aber wahrscheinlich genausowenig wie von einer teuren Uhr und überhaupt jeder Art von demonstrativem Konsum über deinen tatsächlichen Möglichkeiten. Junge und unerfahrene Mädels lassen sich von derlei Statussymbolen allerdings durchaus blenden <3

Dasja ekelhaft <3

Aufmerksamkeit beim Einparken und Aussteigen kann sich auszahlen. Bemerkst Du interessierte Blicke, geh wie zufällig in ihre Richtung, such Blickkontakt und sag Hallo!

Lass aber auf keinen Fall zu, dass dich dein Auto von den Menschen entfernt. Du sitzt da viel zu oft drin! Wenn Du öfter Langstrecken fährst, hol dir auf Mitfahrbörsen Gesellschaft in die Karre.

13 – Geh auf Reisen

Aber bitte nicht zwei Wochen am Strand dünsten, am Flughafen nochma pinkeln und retour. Beweg dich durch die fremden Räume! Mach Zugreisen. Mach Hostels. Mach universitäre Austauschprogramme. Mach Ferienhaus-Mietauto-Sachen. Nimm unternehmungslustige Freunde mit, es lohnt sich! Informiere dich über die vor Ort dominierende Singlebörse, so ein Urlaubsflirt ist was Schönes! Bei Apps, die nur Frauen in der Umgebung anzeigen, lässt sich häufig der Standort fälschen, sodass du für Grenada Dates vereinbaren kannst, während Du noch in Köln sitzt. Lern ein paar Brocken Landessprache und versuch dich verständlich zu machen!

Doscientos gramos de carne picada, por favor!

Yeah, Brudi! Kauf dir einen ordentlichen Koffer und ein Handgepäckstück, dessen Abmessungen auch von Billigfluglinien akzeptiert werden. Als Europäer lebst du an der Quelle: Die Dichte an Sprachen und Kulturen sucht ihresgleichen.

Aber stoß auch mal in Regionen vor, wo allein schon dein farbloser industriestaatlicher Hintern dir Aufmerksamkeit und Statusvorteil verschafft. Als adretter Westler in Südostasien, haha, da musst Du dich schon anstrengen, um nicht zu ficken!

Did you just assume my race.

Erkunde auch mal innere Räume. Probier psychedelische Drogen! Bringt dich auf andere Gedanken und ist gut fürs Steißbein.

14 – Lerne Englisch so gut, dass Du darin Witze machen kannst

Mittelschulniveau reicht bei weitem nicht, Brudi. Nutze jede Gelegenheit, besser zu werden! Englischsprachige Freundeskreise sind gut und am angenehmsten lernt es sich im Bett mit Ausländerinnen. Richtig große Sprünge aber machst Du bei mehrmonatigen Auslandsaufenthalten.

Hör nie auf, dein Vokabular zu erweitern und ein wenig an deiner Aussprache zu feilen! Gutes Englisch erweitert deine sozialen und somit sexuellen Möglichkeiten erheblich. Die beste dritte Sprache aus Fickersicht ist Spanisch.

Dein Körper

15 – Betreibe Krafttraining

Es ist egal, ob Du groß, klein, fett, dünn oder irgendwas dazwischen bist. Es ist egal, ob Du zunehmen oder abnehmen willst. Es ist egal, ob Du regelmäßig sportelst oder nur zum Pissen und Bierholen von der Couch aufstehst. Es ist egal, egal, egal: Muskelzubildendes Krafttraining ist stets die naheliegendste Maßnahme, um deinen Körper attraktiver zu machen. Und bei Amor, das solltest Du, denn Aussehen bei Männern wird immer wichtiger. Krafttraining hilft außerdem, die Fettmasse zu regulieren, die Du mit dir rumschleppst; auch wenn hier Ernährung der längere Hebel ist.

Du wirkst erschrocken. Alles ok?

Ich glaub, das hab ich von dir schonmal anders gehört.

Pst.

Und gibts nicht eine Menge Frauen, denen Muskeln egal sind?

Nein, die gibt es nicht. Muskeln lassen dich eine Form annehmen, die Menschen attraktiv zu finden von Natur aus programmiert sind. Sie können gar nicht anders. Evolution, Jagderfolg … ich erspar dir die Leier. Vielleicht ist dir aufgefallen, dass ich *Menschen* gesagt habe und nicht *Frauen*. Ja, auch Männer werden dich besser behandeln, wenn dein Körper Konturen annimmt.

Das hab ich mir schon immer gewünscht.

Denk an dein nächstes Vorstellungsgespräch! Stell dir deine Muskeln wie ein Amulett mit permanentem Attraktivitätsbonus vor. Es hilft ohne weiteres Zutun, in jeder Lage, ohne nennenswerte Nachteile. So ein Amulett mit Attraktivitätsbonus eben! Du weißt schon, wie damals, beim Rollenspielen. Du hast doch Rollenspiele gespielt?

N-nein. Du etwa?

K-Kaum. Aber genau so wirkt es und je wichtiger schnelle Ficks und sexuelle Abwechslung für dich sind, desto lohnender wird es, dieses Amulett zu tragen. Unterm Strich kann man jedem Mann mit Spaß an der Liebe nur raten: Sei ein Bodybuilder mit bescheidenen Zielen.

Bescheiden?

Die Faustregel lautet: Wer mehr als zwei Stunden pro Woche seinen Körper trainiert, ohne damit Geld zu verdienen, hat die Kontrolle über sein Leben verloren. Ein gehöriger Attraktivitätsboost ist mit diesem Pensum problemlos zu erreichen, wenn Du dich um effizientes Training bemühst: Trainiere systematisch nach einem gut beleumundeten Plan! Trainiere den ganzen Körper, alles andere sieht am Ende doof aus! Bemühe dich um kontrollierte und exakte Ausführung der Übungen und geh jedes Mal an deine Grenzen! Achte auf deine Ernährung, siehe dazu den folgenden Punkt.

Aber die letzten zehn Prozent herauskitzeln? Das kannst Du getrost den Profis überlassen. Wenn Du zu viel Freizeit hast, lies lieber ein Buch.

Schon wieder?

Wenn Du Top-Mullen im schnellen Wechsel ficken willst, führt kein Weg vorbei an einem Klassekörper! Der Aufwand, die Verletzungsgefahr und weitere adverse Effekte nehmen oberhalb

15 – Betreibe Krafttraining

einer gewissen Grenze allerdings schnell zu. Abgesehen von ihrer attraktivitätssteigernden Wirkung sind trainierte Muskeln in unserer Welt weitgehend sinnlos. Das führt zu einer losen Assoziation von Muskelmasse mit Kompensationsverhalten, niedrigem Status und allgemeiner Fehlorientierung. Ein austrainierter Körper ist zwar eine Menge Arbeit, aber grundsätzlich für jedermann zu erreichen und somit eine unexklusive, glanzlose Sache. Rücke daher dein Training nicht in den Vordergrund. Dergleichen nährt bloß den Verdacht, dass Du außer Muckis nichts zu bieten hast.

Das merken sie früh genug.

> hdf

Wieviel Zeit und Energie Du auf Training verwendest, hat also mit deinen gegenwärtigen sexuellen Zielen zu tun. Wenn Du über saftige Ficks hinaus gut behandelt werden willst, zum Beispiel im Rahmen einer längeren Liebesbeziehung, sind Status und Ressourcen wichtiger.

> Na schön. Wie und wo fang ich an?

Lesen und verstehen! Im Internet findest Du alles, was Du wissen musst. Lies mal in einschlägigen Foren mit! Wieso nicht selbst einen Thread eröffnen, in dem Du deine Ziele schilderst? Vergiss nie: Das Internet ist voller trauriger Männer, die nur darauf warten, dir gegen ein wenig Aufmerksamkeit und Bestätigung kostenlos ihr Fachwissen zur Verfügung zu stellen! Aber vielleicht bevorzugst Du auch ein Buch, das dir Krafttraining und die damit untrennbar verbundenen Themen Stoffwechsel, Ernährung und Co. beleuchtet. Du musst verstehen, was Du tust! Das macht dein Training wirkungsvoll und hält das Verletzungsrisiko klein.

> Welche Art Krafttraining soll ich betreiben?

Such dir was aus. Es kommt angesichts des oben umrissenen, sehr bescheidenen Ziels nicht so sehr darauf an, ob Du im Gym Langhanteln schwingst oder in deinem Wohnzimmer Eigengewichtsübungen machst.

Am schnellsten vom Fleck kommst Du als Anfänger ohne Zweifel in einem gut ausgestatteten Fitnessstudio, wo dir ein Profi die korrekte Ausführung der Übungen zeigen kann. Die Option verliert erheblich an Anziehungskraft, wenn das nächste Studio eine halbe Stunde entfernt von deinen alltäglichen Routen liegt.

Scheiß aufs Studio, ich stell mir ein Powerrack in die Wohnung.
Ist im typischerweise knapp bemessenen innerstädtischen Wohnraum oft keine Option.

Was ist mit Ausdauertraining?
Ausdauertraining empfiehlt sich vor allem dann, wenn Du ausdauernder werden willst. Für dein Ziel, in Form zu kommen und zu bleiben leistet es vergleichsweise wenig. Das Gestrampel auf Laufbändern, Crosstrainern und Co. sowie dein frühmorgendliches Gestolper rund um den Block kannst Du bleiben lassen. Wenns dir Spaß macht, kein Problem, bleib dabei. Es ist ja nicht nutzlos, nur weniger effizient hinblicklich des genannten Ziels.

Reines Krafttraining langweilt mich. Geht das nicht lustiger?
Eine ganze Reihe von Sportarten leisten gute Dienste: Klettern, Bouldern, Crossfit, Yoga, Kampfsport. Streu gelegentlich einen Tag in der Kraftkammer ein oder absolviere einen mehrwöchigen Block pro Quartal, um die Schwächen der von dir favorisierten Sportart auszugleichen; beispielsweise die geringere Beanspruchung der Beine beim Klettern. Das Ergebnis sieht sicher nett aus!

16 – Iss gesund. Iss nicht ungesund.

Tu dir einen Gefallen und such eine Lösung, die deine Körperform konstant hält. Periodisierung (abwechselnd Muskelaufbau und Fasten) ist für Profis! Signifikante Gewichtsschwankungen sind alleine schon im Hinblick auf deine Garderobe umständlich. Das Zeug soll dir möglichst dauerhaft passen.

Wenn sich dein Äußeres allmählich ändert, wird dir deine Umwelt missverständliche Botschaften zukommen lassen. Die Leute reagieren immer erstmal skeptisch, wenn sich Mitmenschen sichtbar verändern! Lass dich nicht von Bemerkungen verunsichern wie „Du bist aber dünn geworden", insbesondere wenns vonner Frau kommt. Was soll sie schon sagen? „Als mir vorhin deine Schultern aufgefallen sind, hat sich unwillkürlich mein Muschelchen befeuchtet lol"? Geht doch nicht.

Ich will übrigens ein Sixpack!

Aber natürlich willst Du das, Brudi. Gut trainieren und sehr sauber essen heißt es dann für dich. Was uns zum nächsten Punkt führt ...

16 – Iss gesund. Iss nicht ungesund.

Ein Körperfettanteil knapp unter 15 Prozent ist zumeist ohne schwerwiegende sozialfeindliche Effekte machbar und lässt einen Mann einfach besser aussehen. Gesunde Ernährung ist dein Ticket dorthin.

Falls Du einer der Bastarde bist, die kraft ihrer Gene naturschlank durchs Leben gehen, kannst Du dir den Aufwand einer Ernährungsumstellung ersparen. Betreibe regelmäßiges Krafttraining, verpass deinem Essen eine dezente Schlagseite in Richtung Proteine und gut is. Aber behalt deinen Körperfettanteil im Auge und bescheiß dich nicht selbst! Mit zunehmendem Alter verfetten die meisten dann doch ein wenig.

Wenn Du untergewichtig bist, musst Du ebenfalls was ändern; das mögen die Mädels überhaupt nicht. Für dich gilt dann paradoxerweise dasselbe wie für Übergewichtige: Krafttraining und gesundes Essen. Wenn Du Probleme hast, den nötigen Kalorienüberschuss zustande zu bringen, hilf mit hochkalorischen Getränken wie Milch und Fruchtsaft nach. Aber bitte nicht ohne Krafttraining und ordentliche Proteinzufuhr! Da sollen schließlich Muskeln wachsen und nicht Fett.

Aber das nur am Rande, denn wir beide wissen, dass Du ein kleiner Fettsack bist. Ab sofort gilt für dich folgendes, leicht zu verstehendes Prinzip: Erstens isst Du gesunde Dinge. Zweitens isst Du keine ungesunden Dinge.

> Ok, ich bin ein bisschen fett. Ich ess einfach weniger, ok?

Ja sicher, Brudi. Das schaffst Du ein paar Tage lang. Oder Wochen. Vielleicht sogar für ein paar Monate, wer weiß, dir trau ichs zu, Du irres Stück. Aber nicht für immer!

> Ich zieh mir auch mit nassen Füßen Socken an.

Vergiss es. Ob intermittierendes Fasten, no-carb-Wahnsinn oder die gute alte Kiwi-Diät: All das ist nicht dauerhaft durchzuhalten, führt dich in die Gefilde des Jojo-Effekts und ist somit wertlos bis kontraproduktiv und sozialfeindlich obendrein. Wenn Du fett bist und das dauerhaft ändern willst, kannst Du Diäten im engeren Sinn vergessen. Hungern ist für Geisteskranke, Wettkämpfer und Rechtgläubige! Wer hungert, ohne damit Geld zu verdienen, hat die Kontrolle über sein Leben verloren.

16 – Iss gesund. Iss nicht ungesund.

Von gesundem Futter hingegen kannst Du dank seiner Zusammensetzung immer essen, bis Du satt bist. Und satt zu werden ist die zentrale Bedingung für eine dauerhafte Ernährungsumstellung.

Also was soll ich jetzt essen? Sicher hast Du eine gewisse Vorstellung davon, was gesunde Lebensmittel sind. Falls es diesbezüglich bei dir hakt, hier eine knappe Zusammenfassung. Gesund sind Lebensmittel im engeren Sinne: Fisch, Fleisch, Obst, Gemüse, Eier, Milchprodukte sowie Nüsse und diverse Körner. Wenn Du dein Essen aus diesen Töpfen nimmst und keinen davon vernachlässigst, bist Du auf der sicheren Seite. Versuch mal, diese Liste als Einkaufszettel im Supermarkt zu verwenden! Du wirst merken: Gar nicht mal so leicht. Gar nicht mal so billig. Hier war ich noch nie, wie find ich zurück zu den Kassen? Und welche Teile von der grünen Scheiße da kann man eigentlich essen?

Die Zivilisation bietet dir eine gewaltige Vielfalt überaus einfach zu konsumierender Produkte. Gegen solches Essen von Brot über Schokolade bis Fertigpizza ist nichts Prinzipielles einzuwenden. Die genaue Zusammensetzung ist leider meistens unvorteilhaft und läuft auf zuviel Fett, zuviele schnelle Kohlenhydrate oder beides hinaus. Denn damit kriegen die Hersteller ihr Fertigzeug schmackhaft, ohne das Budget zu sprengen. Leider liegt es auch uns Zivilisationsmenschen noch in den Genen, durch kalorienreiche Kost einem allfälligen Hungertod vorzubeugen. Dementsprechend lecker finden wir Fettes und Süßes, selbst wenns ein bisschen eklig ist.

Der informative Blick auf Nährwerttabellen gelingt erst mit viel Erfahrung. Befolge bis dahin beim Einkaufen folgende groben

Richtlinien: Möglichst frisch! Möglichst unverarbeitet! Möglichst wenige Zutaten, idealerweise nur eine!

Das ungesunde Zeug lässt Du liegen. Es ist schwierig genug, während der Viertelstunde im Supermarkt besonnen zu bleiben. Eine Schachtel Pralinen im Schrank hingegen zwingt dich rund um die Uhr zur Selbstbeherrschung.

Man braucht sich keinen Illusionen hinzugeben: Eine Ernährungsumstellung ist ein episches Unterfangen und zunächst völlig unerquicklich. Ewig lockt das böse Futter: Es ist bequem zu konsumieren, überall erhältlich, oft verführerisch billig und nicht selten verdammt schmackhaft. Unsere Ernährung spielt sich zu einem großen Teil im Bereich unserer Gewohnheiten ab – ein notorisch schwierig zu ändernder Sektor. Deine Verdauung könnte auch erstmal verdutzt reagieren, wenn da statt Schnitzel und Pommes plötzlich Vollkornbrot, Magerquark und eine halbe Avocado vorstellig werden. Glaub mir, ich würde die Scheiße nicht empfehlen, wenn es sich nicht lohnen würde.

> Das Zeug heißt Topfen. Außerdem kocht für mich Mutti.

Lässt sie mit sich reden? Ansonsten Schluss damit, bestimme deine Ernährung komplett selbst! Alleine zu wohnen kann der entscheidende Schritt sein. Falls Du dich regelmäßig auswärts verköstigen lässt – ob bei deiner Freundin, am Arbeitsplatz oder bei unausweichlichen Geschäftsessen – musst Du versuchen, den Schaden klein zu halten.

> Lass maln paar Einkaufstipps hören.

Kauf Gemüse, das sich roh beziehungsweise ohne umständliche Zubereitung verspeisen lässt: Karotten, Paprika, Radieschen, Gurken, Sauerkraut, Brokkoli, Kohlrabi, Stangensellerie, Mangold,

16 – Iss gesund. Iss nicht ungesund.

Jungspinat, Mais, Bohnen, Lauchzwiebeln, Chicoree, Gartensalat und diverses eingelegtes Zeug von Zwiebeln über Kraut bis Gürkchen. Iss es wie von Mutter Natur serviert oder wirf eine Kombination davon mit Wasser, Essig, Öl und Salz in eine Schüssel. Nennt sich Salat!

> Hast Du mal rohen Kohlrabi probiert?
> Schmeckt wie kalter Furz.

Okok, vergiss Kohlrabi. Aber ich will da Pflanzen sehen in deinem Einkaufswagen und auf deinem Teller!

Käse, Brudi. Iss Käse! Hab ich schon Käse gesagt? Ein herrliches Lebensmittel, das die Zivilisation in unzähligen schmackhaften Varianten bereithält. Koste dich durchs Programm! Wer auf Käse verzichtet, hat die Kontrolle über sein Leben verloren!

Iss Fleisch! Geflügel ist günstig und passt hervorragend in deinen neuen Speiseplan. Die Feinkosttheke ist dein Freund, denn dort bekommst Du Schinkenaufschnitt!

Iss Fisch! Schmeckt, ist proteinreich und hat auch sonst erfreuliche Inhaltsstoffe. Ein zurückhaltend gewürztes Lachsfilet zwischen kleingeschnittenem Gemüse in Olivenöl backen ist keine Hexerei und schmeckt herrlich. Wie wärs gelegentlich mit einer geräucherten Forelle aus dem Supermarkt? Ölsardinen mit ihren zarten kleinen Wirbelsäulen, da kommt doch Freude auf! Dosenthunfisch für den guten alten Proteinhunger!

Füll die Lücken in deinem Speiseplan mit von dir bevorzugten Kohlenhydratquellen wie Brot, Nudeln, Kartoffel, Reis, Couscous, Bulgur. Kohlenhydrate stehen für schnell verfügbare Energie; wenn Du im Alltag wenig aktiv bist, brauchst Du entsprechend weniger davon.

Iss Tiefkühlgemüse, wenn Du keine Lust hast, Grünes kleinzuschneiden! Geschmacklich nicht gerade eine Offenbarung, aber gesund und unheimlich schnell zubereitet. Kauf einen Dämpfeinsatz für deinen großen Topf und verpass dir eine Dosis!

Wenn schon Süßspeisen, dann vor oder nach deinem Training. Da kannst Du den Zucker nämlich brauchen. Befriedige deine Lust auf Süßes ansonsten aber mit Obst! Die Struktur der Früchte verlangsamt die Aufnahme des Zuckers und verhindert damit weitgehend den dickmachenden Effekt, Stichwort glykämische Last.

Es ist aber nicht so geil.

Ich weiß, Brudi.

Knabber Nüsse und Samen statt Popcorn und Chips! Walnüsse, Mandeln, Haselnüsse, Kürbiskerne, Sonnenblumenkerne ... wenn Du jemanden brauchst, der dir ein Loblied auf das Zeug singt, bevor Du es runterkriegst, bitteschön, wozu gibt es Youtube. Günstige hochqualitative Quellen finden sich nicht selten in unmittelbarer Nähe. Beispiel Walnüsse: Die ersten gut getrockneten Nüsse gibt es Anfang Oktober, dann beginnen auch Privatleute ihre Ernte zu verkaufen. Nimm zehn Kilo, informier dich über korrekte Lagerung und lach den Rest des Jahres über Leute, die für vergammelte Nusshälften Mondpreise bezahlen.

Kauf Proteinpulver für Shakes! Die Zubereitung dauert eine Minute; bequemer geht eine eiweißreiche Mahlzeit wirklich nicht!

Ich glaub so doll mag ich Frauen gar nicht.

Klappe, Brudi. Du musst es nicht übertreiben, zwischendurch mal eine fetttriefende Lieferpizza mit den Jungs schadet kein bisschen. Alkohol ist ein Teil der westlichen Kultur; halt das Zeug

16 – Iss gesund. Iss nicht ungesund.

aus deinem Alltag raus und gut is. Nerv deine Mitmenschen nicht mit stolzen Ernährungstipps, missionieren kannst Du als Heiliger. Und wage es nicht, Muttis Marillenknödel abzulehnen, wenn Du auf Besuch bist! Wer Muttis Knödel ablehnt--

Jaja.

Wenn Du Krafttraining betreibst, verpass deinem Futter eine Schlagseite in Richtung Eiweiß: Fisch, Fleisch, Eier, Milchprodukte. Pflanzliche Proteinquellen ergänzen die tierischen: Nüsse, Samen, Bohnen, Mais, Tofu, ... Viele Gemüsesorten weisen ein hervorragendes Verhältnis von Proteingehalt zu Brennwert auf, etwa Brokkoli.

Kochen soll ich jetzt wahrscheinlich auch.

Leider sind Kochkünste die Voraussetzung dafür, dass gesundes Essen einigermaßen schmeckt. Wenn in dir also ein kleiner Chef steckt, lass ihn raus.

In mir steckt niemand, Alter.

Der Scheiß muss nicht gleich Preise gewinnen. Wasser kochen, Suppenwürfel rein, kleine Stücke Geflügel eine halbe Stunde mitkochen lassen und am Ende Gemüse dazu. Das schaffst Du! Oder: Nimm eine Auflaufform, schmeiß Gemüse rein und Schafkäse! Olivenöl drüber, würzen und ab in den Ofen! Oder: Zwiebel in Olivenöl anrösten, Hühnerfleisch dazu, Zucchini, Paprika und Tomaten dazu, alles gut durchbraten, geschnittenen Knoblauch rein, mit Rotwein und einem Schuss Sojasauce ablöschen, pfeffern, salzen und fertig! Ist gesund, schmeckt annehmbar und dauert eine halbe Stunde; wenn Du Tiefkühlgemüse nimmst, eher 15 Minuten. Oder wie wärs mit einem gelegentlichen Chili con carne nach allen Regeln der Kunst?

Haste maln Rezept?
Am wichtigsten ist, eine pervers große Menge herzustellen, das Ding soll dich zwei, drei Tage lang ernähren! Nimm also den größten auffindbaren Topf, die größte auffindbare Pfanne! Röste zunächst eine Zwiebel in Olivenöl an und schmeiß ein Kilo Faschiertes dazu.

Hackfleisch. Klappe, Brudi. Wahrscheinlich passt der Scheiß kaum in die Pfanne, aber das muss so sein! Ein paar ganze Lorbeerblätter und grob geschnittene Salbeiblätter dran und alles bei großer Hitze rösten bis es trocken ist. Mit reichlich Rotwein ablöschen und zusammen mit einem Löffel Senf nochmal trocken rösten. Eine Minute vor Schluss eine Riesenmenge kleingeschnittenen Knoblauch dazu! Dann wirf alles in den großen Topf und benutz die geleerte Pfanne zum Gemüserösten: Zwei Zucchini, zwei Zwiebel und drei dicke rote Gemüsepaprika! Wenn es sich sichtbar über die Hitze beschwert, kommt es zum Fleisch in den großen Topf. Schütte einen Liter passierte Tomaten drüber und fang an, das ganze Zeug zusammen mit einer Handvoll zerdrückter Kidneybohnen zu köcheln. Halbe Tafel Bitterschoko mit möglichst hohem Kakaoanteil dazu, das macht bessere Farbe! Parallel kochst Du in einem kleineren Topf bei geringer Hitze etwas Sellerie, ein paar Karotten, eine kleine Zwiebel und viel Petersilie. Mit dem Sud daraus ersetzt Du laufend das verdunstete Wasser im Haupttopf. Spar nicht bei den Chilischoten, es muss schärfer werden als jeder vernünftige Mensch wollen kann! Etwa 40 Minuten vor Schluss der rund zwei Stunden Kochzeit fügst Du eine kleine Dose Mais und ein halbes Kilo Kidneybohnen hinzu. Am Ende pfeffern und salzen, bis es mundet. Lass kurz eine halbe Zimt-

16 – Iss gesund. Iss nicht ungesund.

stange mitkochen! Ich tät noch Basilikum und Cumin dazu, aber ladyd meint, das gehört da nicht rein!

> Räusper.

Schon gut, Brudi. Probier halt mal nen *Vektor!* Das sind in Geschmack und Herstellung vertraute, ursprünglich unvorteilhafte Lebensmittelprodukte, die kraft sinnvoller Ersetzungen und Beilagen in der Lage sind, halbwegs vernünftiges Essen in deinen Körper zu befördern, ohne deine gesunde männliche Verachtung für kulinarische Herausforderungen zu erregen. Billige Tomaten-Käse-Fertigpizzen sind essbare Teller und somit großartige Vektoren! Halbiere oder viertle das Ding, indem Du es gefroren gegen die Tischkante ballerst. Das Teilstück belädst Du mit Schinken und billigem Mozzarella, wirfst es in den Ofen und als Beilage gibts eine große Schüssel Eisbergsalatblätter. Deine Pizza ist nun ein Vektor!

> xD

Fast alles kann zum Vektor werden. Wirf frisches Gemüse und ein Ei in deine Asia-Fertigsuppe! Schmeiß Käse in deine Dosenravioli und iss dazu Blattsalat! Streck deinen überzuckerten Müslimix mit Dinkelflocken, Braunhirse und Sonnenblumenkernen, machn halben Apfel dazu und ersetz das Joghurt zur Hälfte mit Skyr!

> wtf is Skyr

Klappe, Brudi. Wenns mal nicht schmeckt, was solls. Die Römer haben ein Sprichwort: Egal was Du isst, morgen ist es Scheiße!

17 – Trink im Alltag nur Wasser

Der vermutlich wirksamste einzelne Schritt gegen Fettleibigkeit überhaupt verdient sich eine separate Überschrift. Trink im Alltag Wasser, nur Wasser und viel Wasser. Milch solltest Du als Lebensmittel betrachten, Alkohol als Ausnahme in sozialen Situationen. Fruchtsäfte sind für dich alten Schmerbauch schlichtweg verboten, da kannst Du gleich Zuckerwasser trinken!

Das wird ja immer lustiger hier.

Warts ab:

18 – Hör auf zu rauchen

Es ist teuer, giftig, stinkt und lässt deine Haut schlechter aussehen. Hör damit auf! Dessen ungeachtet empfiehlt es sich, stets Zigaretten und Feuer dabei zu haben. Nach einer Zigarette zu fragen, ist ein Klassiker der menschlichen Kontaktaufnahme! Auch die Biester bringen das gelegentlich, um sich bemerkbar zu machen.

<3

Betrachte Zigaretten als soziales Schmiermittel! Rauchen an sich ist natürlich etwas Schönes. Aber muss es denn Tabak sein?

<3

19 – Zieh dich bitte endlich vernünftig an

Einigermaßen gut angezogen zu sein ist Pflicht, Brudi. Leider handelt es sich um eine jener unerfreulichen Disziplinen, die jede Menge Fehler, aber kaum schnelle Erfolge erlauben. Jepp, ein gut

19 – Zieh dich bitte endlich vernünftig an

gekleideter Mann zu sein beruht zunächst überwiegend darauf, nichts falsch zu machen.

> Ich versteh so absolut nichts von Mode.

Das ist eine ideale Ausgangslage, Brudi. Herrenmode gibt es, weil der Stil hin und wieder an der Stange tanzen muss, um die Rechnungen zu bezahlen. Zusehen müssen da alle, mitmachen nicht.

> Bringen wirs hinter uns.

Ich verstehe deine Ungeduld, bestimmt wartest Du schon dein ganzes Leben lang darauf, dass dir ein dahergelaufener Schundautor erklärt, wie Du dich anzuziehen hast. Das Wichtigste ist, dass Du sofort aufhörst, Kleidung zu kaufen. Du musst dir zuerst eine annehmbare und langfristig stabile Körperform verpassen und dich über die gröbsten Fehler kundig machen, die Männer begehen, wenn sie Kleidung kaufen. Beides dauert seine Zeit. Bis dahin trag Provisorisches.

Formelle Herrenbekleidung soll uns hier nicht weiter kümmern, in sowas zwingt dich eventuell dein Job, jedenfalls aber das Verheiraten und Einbuddeln von Mitmenschen. Da kommt es auf das Zusammenspiel mehrerer Kleidungsstücke und zahlreiche Details an. Anzüge sollte man verstanden haben, bevor man einen trägt! Du kannst die Grundlagen selbst erlernen, etwa aus Büchern wie *Dressing the man* von Flusser. Alternativ kannst Du dich einem Verkäufer anvertrauen. (Viel Glück.) Auch im Internet findet man das nötige Wissen; allerdings versteckt unter einer Menge Müll. Die erste Anlaufstelle für Fachfragen im Internet sind stets einschlägige Internetforen und Kleidung ist keine Ausnahme.

Dein Körper

Für deinen Erfolg bei Frauen ist formelle Bekleidung bedeutungslos, solange nicht bestimmte, von dir bevorzugte Jagdgründe nach ihr verlangen.

Zum Thema Alltagskleidung empfehle ich folgende Richtlinien.

(1) Trag was die anderen tragen. Deine Freunde tragen Jeans und T-Shirt? Dann geh nicht im Anzug zum Treffen. Besser darfst und sollst Du es natürlich machen, siehe die folgenden Punkte. Aber bleib in derselben Liga.

Wieso?

Vertrau mir.

(2) Trag nur passende Kleidung. Passend bedeutet, das Kleidungsstück bedeckt den betreffenden Körperteil, ohne dabei einerseits überflüssigen Stoff aufzuweisen oder andererseits die Bewegungsfreiheit einzuschränken. Diese simple Richtlinie verhindert zuverlässig das Schlimmste, solang es um westliche Alltagskleidung geht!

An quasiphilosophischen Diskussionen über die korrekte Hosenlänge brauchst Du dich nicht zu beteiligen.

(3) Deine Alltagskleidung ist weder Kommunikationskanal, Aufmerksamkeitsbringer noch Werbefläche. Dazu ist sie viel zu lang viel zu nah an dir dran. Das lenkt von dir ab. Warum solltest Du das tun? Kleidung ist kaum je in der Lage, dir irgendwas hinzuzufügen. Die setzt im besten Falle vorteilhaft das in Szene, was schon da ist. Verzichte auf prestigeträchtige Labels und Logos, die kosten nur Geld!

19 – Zieh dich bitte endlich vernünftig an

> Die Mädels mögen doch Status.
> Ist es nicht alleine schon deshalb sinnvoll,
> mit Markenkleidung anzugeben?

Natürlich schadet es nicht, wenn da *Diesel* oder was auch immer auf deiner Hose steht. Wenn Du glaubst, dass Du davon fickst, täuscht Du dich halt.

Verkneif dir schreiende Farben und jede Art von aufgedrucktem Scheiß. Lustige T-Shirts sind ein Mythos. Trag nichts, bloß weil es teuer war! Falls du Araber bist, jawohl, das gilt auch für dich!

Minderjährigkeit und ungewöhnliche Umstände stellen freilich einen Dispens dar. Um drei Uhr morgens auf der Tanzfläche eines Dorfschuppens, irgendwo zwischen Sankt Pölten und Amstetten, darfst Du dein goldfarbenes Hemd vollschwitzen. Auf einem Goa-Festival, wenn nachmittags vor der Bühne die Pilze zu wirken beginnen, trägst Du die Lederhose mit den pinken Knöpfen und das zerrissene Anzugsakko, das Du auf dem Zeltplatz gefunden hast. Auf dem *Sterne*-Konzert steht „Fickt das System" auf deinem Shirt. Usw.

> Wer verdammt sind die Sterne?

Klappe, Brudi.

(4) Nutz einen der zahlreichen Internetversandhändler mit Gratis-Rückgabe! Unbedarfte Männer stehen bei Kleidungskäufen in Kaufhäusern häufig unter Stress und treffen in den für nackte Frauen temperierten Räumlichkeiten zuverlässig idiotische Entscheidungen; nicht selten unter Beihilfe unfähiger oder gieriger Verkäufer. (Manche Mitarbeiter in den besseren Ketten haben durchaus Ahnung. Aber bis man das erkennt, kann man auch selbst entscheiden.)

Abhilfe schafft der Internetversandhandel, insbesondere mit Gratis-Rückgabe. Lass dir das Zeug schicken und probier es in aller Ruhe zuhause vor dem Spiegel zusammen mit deinem sonstigen Zeug an! Schlaf drüber und schick alles zurück, was Du nicht behalten willst.

(5) Änderungsschneider sind deine Freunde. Brudi, such dir einen guten Änderungsschneider (und einen guten Schuster) in der Nähe deiner Wohnung. In vielen Fällen ist es nötig, ein Kleidungsstück anpassen zu lassen. Vor allem Hosenbeine sind regelmäßig zu kürzen. Trainierte Männer kennen noch eine andere Routine: Passend kaufen für Schultern bzw. Oberschenkel und an den schlanken Stellen enger machen lassen. Auch so manches Lieblingsstück aus übergewichtigen Tagen braucht nur die Schere, um tragbar zu werden. Deinen Änderungsschneider kannst Du auch mit Fragen zur Passform löchern, der weiß Bescheid.

(6) Trag nicht immer dasselbe! Bitte sorg für ein wenig Abwechslung, auch wenn Du ein Lieblingsoutfit hast. Leute, die immer dasselbe tragen, wirken schal.

Soviel zum Allgemeinen.

Womit fang ich an?

Mit Krafttraining und gesunder Ernährung. Dein Körper ist viel wichtiger als das, was Du trägst!

Jaja. Und dann?

Zuerst solltest Du dir einen vernünftigen zeitgenössischen Freizeitanzug kaufen. Nur falls das unklar ist; der besteht aus Sneaker, Blue Jeans, einem T-Shirt und einer Jacke. In mindestens drei von vier Fällen wirst Du beim ersten Kontakt mit einem Mädchen

19 – Zieh dich bitte endlich vernünftig an

sowas in der Art tragen; dementsprechend hat es Priorität, hier etwas Vernünftiges im Schrank zu haben. Keines dieser Kleidungsstücke ist trivial. Punkt für Punkt, ok?

Sneaker: Der einfachste Teil. Sneaker sind alltagstaugliche Sportschuhe, meist aus diversen Kunststoffen. Wichtig ist, dass der Schuh passt und von unauffälliger Machart und Farbe ist. Es besteht kein Grund, ein Kleidungsstück mit einem Ausrufezeichen zu versehen, das sich eineinhalb Meter von deinem Gesicht entfernt befindet! Sneaker gibt es überall und teuer ist hier sinnlos. Nimm ein Paar für 50 Euro. In zwei, drei Jahren sind sie kaputt und Du wirfst sie weg.

Blue Jeans: Der Reiz dieser Hosen aus Denim, einem Baumwollgewebe, besteht in ihrer Robustheit und Vielseitigkeit. Außerdem sehen sie bei korrekter Pflege mit der Zeit immer besser aus. Wenns schnell gehen muss: Lauf in die Filiale einer Kette der leicht gehobenen Kategorie und kauf dir ein Paar passende, künstlich abgenutzte, schnörkellose blaue Jeans. Marken sind irrelevant. Finger weg von extra slim fit, Stretch, Löchern und sonstigen Mätzchen.

Wenns wirklich schön werden soll, kauf *raw jeans*. Das sind Jeanshosen, die nach ihrer Blaufärbung nicht gewaschen und künstlich abgenutzt werden. Das besorgst vielmehr Du, indem du sie ausgiebig trägst und schonend wäschst (30°, Feinwaschmittel, Innenseite nach außen, zärtliches Waschprogramm). An den beanspruchten Stellen verliert die Hose dann schneller Farbe als anderswo und die typischen hübschen Muster beginnen sich zu zeigen.

Dein Körper

Warte mit dem Kürzen der Hosenbeine; die schrumpfen nämlich noch ein wenig beim ersten Waschen. Finger weg von *unsanforized* bzw. *shrink-to-fit*, denn diese Hosen gehen nach der ersten Wäsche massiv ein und müssen entsprechend größer gekauft werden. Das ist was für Denim-Profis.

Raw Jeans sehen durch die einheitlich dunkle Färbung zu Beginn weniger attraktiv aus. Nach einer Weile, in der Du der personifizierte Schrecken aller Besitzer von hellen Sitzmöbeln bist, hast Du aber wesentlich hübschere, weil authentisch abgenutzte Jeans. Das Wichtigste ist, dass Du die Hose oft trägst und schonend wäscht!

> Raw Jeans ... ich hab gehört,
> die soll man ein Jahr lang überhaupt nicht waschen <3

Ja, Brudi. Und ich hab gehört, dass man die Kontrolle über sein Leben verliert, wenn man stinkende Hosen trägt. Keine Sorge, das Ergebnis ist auch ohne Kasteiung ansehnlich.

> Wo kauf ich das Ding?

In der (Groß-)stadt gibt es auf Denim spezialisierte Läden mit fachkundiger Beratung. Wenns günstiger ausfallen soll, frag in einem einschlägigen Internetforum (Mode, Stil, PickUp, sowas) unter Angabe deines Standorts nach einer Quelle. Nenn unbedingt dein Budget, sonst verlinkt man dir von pensionierten japanischen Kalligraphen handgenähte Hosen für 700 Euro. Die Jungs dort nennen dir dann den Namen eines Herstellers/Händlers, den Du noch nie gehört hast. Und genau dort kaufst Du dann.

> Komisch.

19 – Zieh dich bitte endlich vernünftig an

Nichwa. Die Jungs im Forum kennen sich aus, vor allem mit Qualität. Sie übertreiben es gerne ein bisschen, aber das lernt man zu berücksichtigen <3

T-Shirts: Das Wichtigste ist, dass sie passen, siehe oben. Es darf kein Zelt sein und es darf nicht spannen! Der Sitz an Schultern, Brust und Oberarmen muss stimmen, eine zu weite Taille wird gegebenenfalls beim Schneider angepasst, das ist simpel. Kauf einfärbige T-Shirts aus Baumwolle ohne Logos, Aufdrucke und sonstigen Firlefanz! Nimm gedämpfte Farben, insbesondere wenn Du helle Haut und Haare hast! Dunkelgrün, dunkelblau, grau, sowas!

Das ist ja völlig witzlos.

Brudi, den Witz machst Du gegebenenfalls selbst. Aber einen Witz als Kleidungsstück zu tragen *macht* dich zum Witz und zwar so lange, bis Du es ausziehst!

Die T-Shirts sollten einen runden Ausschnitt haben. V-Necks gehen auch, verlangen aber bereits nach einem Geschmacksurteil. Kann schnell doof aussehen, wenn das V zu tief ist oder die falsche Form hat, um deinen Kopf zu rahmen.

Wo kauf ich T-Shirts?

In der Filiale einer besseren Kette oder bei den einschlägigen Internetversandriesen mit komfortabler Gratis-Rückgabe. Bestell ein paar Marken zur Probe. Gute T-Shirts zu finden ist gar nicht so leicht! Qualität ist ein Faktor, denn deine T-Shirts trägst Du oft und lange und sie sollten auch nach zwei Dutzend Wäschen noch ihre ursprüngliche Form haben.

Eine Jacke. Der schwierigste Teil. Es gibt so viele Jacken und so viel unterschiedliches Wetter! Vieles geht und vieles nicht. Hier lohnt sich das Mitlesen in den Spezialistenforen ganz besonders. Lies nach, was dort empfohlen wird! Wie wärs mit einem eigenen Thread: *Welche Jacke soll ich tragen?* Das lieben sie! Mach jedenfalls mal eine Bildersuche nach folgenden Begriffen: *Field jacket, Denison smock, pea coat, Harrington jacket, trucker jacket.* Was dabei für dich? Ja, die meisten gutaussehenden Jacken für den schnieken Ficker von Rang sind militärisch bzw. nautisch inspirierte Kleidungsstücke. Lass dich bitte trotzdem nicht dazu hinreißen, in Tarnfarben durch die Stadt zu laufen. Oder anders ausgedrückt: Die Zivilversion bitte!

Keine Labels, keine Symbole, keine Aufdrucke, keine Mätzchen! Passend, ohne einzuengen! Lass dir das Zeug lieber schicken; gute Jacken findet man in Läden nicht zuverlässig.

> Ich werde bei all dem viel Hilfe brauchen.

Wie gesagt, halt dich an die Spezialisten in Internetforen. Die meisten Leute haben von Stil keine Ahnung. Und deine Freundin hat nicht unbedingt Interesse daran, dich attraktiver zu machen. Manchmal erhascht man unter Freundinnen gar den Austausch eines wissenden Lächelns, wenn der Langzeitfreund in Socken, Sandalen und Kurzarm-Hemd auf den Plan tritt.

> Du denkst dir sowas aus, oder?

Ruhe.

> Sag mal.
> Darf ich auch was anderes tragen als Jeans und T-Shirt?

Hier einige Vorschläge zur Erweiterung deiner Aufreißergarderobe:

19 – Zieh dich bitte endlich vernünftig an

Chino-Hosen. Baumwollhosen, typischerweise beige bis braun, für den etwas feineren Auftritt. Vertragen sich mit T-Shirts ebenso wie mit Hemd und eventuell Sakko. An die Füße kommen Sneaker oder ein Lederhalbschuh. Tjaha, da wird Mutti Augen machen!

Ein Mantel. Einfacher als die Jacke. Nimm was Unprätentiöses in dunkelgrau oder -blau. Vergiss Modelabels, frag die Geilisten im Forum. Ein guter Wollmantel ist viele Jahre lang ein schönes Kleidungsstück.

Hemden. Kragenweite und Ärmellänge sollten hier präzise stimmen, wenn Du den Einsatz mit Krawatte beziehungsweise Sakko planst. Als Alltagskleidungsstück kaufen sich Hemden aber unkompliziert. Wenn Du reinpasst und das Teil um die Schultern gut sitzt, hast Du gewonnen; der Rest ist leicht zu ändern. Greif zu gröberen Baumwollgeweben, etwa Oxford; dann siehts nicht so förmlich aus. Oder nimm Leinen! Bleib erstmal einfärbig, blau geht immer. Wenns gemustert sein soll, nimm erstmal Streifen statt Karos, das ist sicherer. Über die Hose hängend sind Hemden nur tragbar, wenn sie nicht zu lang sind. Wende dich vertrauensvoll an deinen Änderungsschneider.

Ein Lederhalbschuh. Ein dunkelbrauner unverzierter Derby ist vermutlich der vielseitigste Lederschuh der Welt und Du solltest einen besitzen. Mach dich kundig!

Lederstiefel. Vertragen sich bestens mit deinen Jeans und sehen genau wie diese mit den Jahren immer besser aus. Beratung einholen und kaufen! Vorsicht, teuer. Bei guter Pflege trotzdem eine lohnende Anschaffung.

Lederjacken sind etwas für Menschen, die wenigstens ein paar hundert Euro beisammen haben, soviel kostet nämlich mindestens eine gute gebrauchte. Verschieb das erstmal nach hinten. Kauf vor allem keine für 150 Euro im Laden. Denn sie ist nicht schön und bald kaputt.

Accessoires. Übertreib es nicht. Ein einzelnes Ding, etwa eine schöne Uhr, reicht völlig. „Ein Mann ist kein Weihnachtsbaum, auch wenn er einen Ständer hat." (Rapunzel)

Mir schwirrt der Kopf.

Chill Brudi, das wird schon. Geradlinige Sachen. Nicht zu weit, nicht zu eng, nicht zu bunt. Wenn Du Geld ausgeben kannst, steck es in Qualität und nicht in Namen. Auf Trends ist geschissen. Gefährlich ist sowohl die totale Ignoranz gegenüber dem, was Du am Leibe trägst, als auch die Überbeschäftigung damit. Frauen mögen uns nicht für das, was wir anziehen!

Warum dann dieses ellenlange Kapitel, du Schwätzer?

Vertrau mir.

20 – Verzichte auf Brillen

Gute Sehstärke ist auf der Jagd unerlässlich. Eine Brille aber verlangt von dir eine Geschmacksleistung, wenn sie nicht deine Attraktivität mindern soll. Keine Ahnung, ob Du das packst. Jedenfalls ist das Ding am Ende mitten in deinem Gesicht. Lass es im Zweifelsfall also bleiben und trag Kontaktlinsen; wenn möglich Tageslinsen. Die sind unkompliziert zu entfernen und darauf kommt es an. Ab Ende Zwanzig ist eine korrigierende Laser-OP eine Option. Informiere dich eingehend über damit verbundene Risiken und nimm die sicherste Methode, auch wenn sie mit unangenehmer Rekonvaleszenz verbunden ist. Es hat einen Grund, warum Augenärzte Brillen tragen!

21 – Genieß die Aussicht

Ich dachte, ich streu mal was Seltsames ein, mir wird das hier zu ersprießlich. Bereit?

Lass hören.

Körpersprache ist ein Dauerthema in der Verführungskunst. Grundsätzlich zurecht, denn wie sich ein Mann hält und bewegt, bemerken Frauen durchaus. Allerdings ist das Antrainieren einer guten Körpersprache ein zweifelhaftes Unterfangen; selten rechtfertigt das Ergebnis den Aufwand. Lass es lieber bleiben und betätige dich stattdessen im Sinne der täglichen, freundlichen Erinnerung am Anfang dieses Buches. Eine attraktive männliche Körpersprache kommt am besten von innen bzw. aus dem Selbstverständnis eines Mannes und dem Wissen um seine Position.

Wenn Du sowas wie ein Heftpflaster auf die schwärende Wunde deines ewigen Rumgebuckels brauchst, bitteschön, hier ist es: Genieß die Aussicht! Deine Augen befinden sich nicht zufällig fast zwei Meter über dem Erdboden; das war evolutionsgeschichtlich Schwerstarbeit, Du machst dir keine Vorstellung! Der Überblick, dessen wir Menschen uns erfreuen, ist unserer Überlegenheit ewige Siegerstele!

Hä.

Siegerstele.

Was isn das?

Sone Art Obelisk, oder?

-.-

22 – Trage Bart und längere Haare

Jawohl, beides geht, solang man keine Machete braucht, um dich zu küssen.

Wozu die Zottelei?

Weil dichtes Haar gesund aussieht und Gesichtsbehaarung ein unmissverständliches Männlichkeitssignal ist. Die Assoziationen des Wilden, Abenteuerlichen und Unangepassten sind ebenfalls selten verkehrt; das suchen sie, das mögen sie, das befeuchtet sie.

Unterschätze niemals die Wirkung einer guten Frisur und eines gepflegten Bartes auf die Attraktivität eines Mannes! Der Unterschied kann beträchtlich sein! Bist Du bereit für ein paar Grundsätze in Fettdruck?

Was nicht hinlänglich dicht wächst, wird rasiert. Durch schütteres Haar hindurch sichtbare Haut ist verboten! Kahle Stellen sind verboten! Funky Haarinseln sind verboten! Egal ob Haupthaar oder Bart. Falls Du unter androgenetischem Haarausfall leidest, rate ich dir, bei den ersten Anzeichen zum Arzt zu gehen. Glaube nicht der Werbung, Haarwuchs-Shampoos bringen nichts. Einzig Minoxidil ist als potenziell hilfreiches topisches Mittel zu nennen. Derzeit aber (Stand 2019) lässt sich erblich bedingter Haarausfall nur mit 5α-Reduktase-Hemmern (Finasterid, Dutasterid) einigermaßen zuverlässig stoppen. Du musst das Zeug so lange nehmen, wie Du deine Haare behalten willst und die Nebenwirkungen können beträchtlich sein. Es gibt übrigens wirkstoffgleiche Medikamente aus der Urologie, die wesentlich billiger sind. Ich sags nur.

Wenn Du keine Medikamente nehmen oder Haare transplantieren lassen willst, bricht irgendwann das Zeitalter der Kopfrasur an. Cope es halt.

Wie wärs mit Konturen? Das Gute an so einem Bart ist, dass er einem Gesicht Struktur und Symmetrie zu geben in der Lage ist. Wenn Du den Effekt verstärken willst, rasiere deine Bartränder. Wenn Du dir per Trimmer einen 3mm-Bart schenkst, finde an den Backen und unterm Kinn eine Linie, entlang derer Du rasierst. Alles, was nicht ganz so gut wächst, muss weg! Transparentes Rasiergel hilft. Nimm einen Rasierer mit nur einer Klinge oder, noch besser, ein Rasiermesser.

Ein langer Bart verlangt tägliche Pflege. Alles über fünf Millimeter Länge bedarf täglicher Wäsche und gewissenhafter Pflege. Informier dich im Internet, wenn Du dir einen Vollbart zulegen willst! Sonst sieht das schnell verwahrlost aus.

Geh regelmäßig zum Friseur. Halt deine Mähne in Form! Der allmonatliche Besuch beim Friseur lohnt sich. Mit einem professionellen Haarschneider und einem großen Hilfsspiegel kannst Du die Intervalle erheblich verlängern, indem du an den Schläfen, um die Ohren und im Nacken gelegentlich selbst nachbesserst.

23 – Solide Körperhygiene ist Pflicht

Die Nachsicht vieler, insbesondere junger Frauen mit männlichen hygienischen Mängeln ist bemerkenswert. Leider legen sie diese laschen Maßstäbe auch bei sich selbst an. Insbesondere hübsche

Dein Körper

Westlerinnen sind oft kein bisschen daran gewöhnt, sich über oberflächlichste Maßnahmen hinaus in Ordnung zu halten. Schick die Schmutzmullen ins Bad und wenn das nicht hilft, gehen sie eben nach Hause.

Unter Vielfickern allerdings – und in diese Liga wirst Du hoffentlich früher oder später aufsteigen – ist solide Körperhygiene obligatorisch.

> Sprich es in eine Tüte, Du alter Waschzwängler.

Klappe, Brudi.

Tägliches Duschen ist ein Stück Zivilisation. Morgenduscher haben nichts verstanden.

Tägliches Haarewaschen ruiniert nicht die Haare! Mädels, die sich diesen Unsinn erzählen, sind einfach faul.

Deodorants sind an einem geschäftigen Tag kaum zu ersetzen. Jan Evangelista Ritter von Purkyně soll nicht umsonst gestorben sein!

Sei kein Parfumterrorist und belass es bei einem Sprühstoß. Dann Handgelenke übereinander legen und beidseitig an den Hals tupfen. Wer es gerne riecht, muss eben näher ran.

Halte Kopf, Arme und Hände stets präsentabel. Denn diese Teile deines Körpers werden sichtbar sein, wenn Du auf die Jagd gehst. Auf Maniküre haben Frauen keine Exklusivrechte, Ohren dürfen (äußerlich) gesäubert werden, wuchernde Augenbrauen darf man trimmen und ja, das Zupfen deiner Monobraue ist dir zuzumuten!

> Hdf ich bin Tadschike.

<3

23 – Solide Körperhygiene ist Pflicht

Eine vorsichtige Bräune stünde dir altem Herrenrassler gut zu Gesicht. Aber übertreib es nicht und hüte dich vor Sonnenbränden. So is gut, sagte der Onkologe!

Halt Körperbehaarung unter Kontrolle. Wo genau Du was genau wie genau schneidest, trimmst und rasierst möchte ich dir überlassen. Nur soviel: Eine Dornröschenhecke unter den Achseln steht inzwischen kulturübergreifend für sexuellen Tiefschlaf. Und ein Blowjob gelingt besser, wenn sie sich nicht alle zehn Sekunden ein zentimeterlanges Haar von der Zunge klauben muss.

Zungeputzen und Zahnzwischenraumreinigung mit geeigneten Werkzeugen (Zungenputzer, Zahnseide, Interdentalbürstchen) ist Pflicht! Und nein, eine professionelle Zahnreinigung ist hierfür kein Ersatz! Mundgeruch kann auch andere Gründe haben, aber Zungenbelag und in Zahnzwischenräumen verrottende Essensreste sind der Klassiker. Schnupper mal an benutzter Zahnseide! Tjaha, plötzlich wird klar, warum Opa so gerochen hat, wie er gerochen hat!

> Ich finds toll, wie offen Du mit deinen Neurosen umgehst. Aber ich hätte gern ein paar geile Schlampen flachgelegt und eine liebe Freundin. Können wir das kurz erledigen?

Dabei war ich noch gar nicht beim Mundwasser.

Brudi, tu dir und deiner Umwelt einen Gefallen und halt dich halbwegs frisch.

Der erste Kontakt

24 – Mach die Augen auf

Ganz egal wo Du dich rumtreibst, behalt die Umgebung im Auge! Entwickle und pflege eine stete Aufmerksamkeit für Frauen und deren Verhalten. Hinzusehen ist ein völlig unabdingbarer erster Schritt auf sämtlichen Pfaden der Liebe. Lass den Körper etwas abgewandt, dann wirkt es nicht konfrontativ. Tu es mit Sympathie und Interesse an Details. Ja, ihr Gesicht ist bildhübsch und die Wölbung ihres Oberteils vielversprechend. Aber es gibt so viel mehr zu sehen!

> inb4 der Arsch <3

Was sie trägt und wie: Kleidung, Haare, Schmuck. Wie sie geht, steht, sitzt, redet. War das eben ein Lächeln, als sie ihr Buch zugeschlagen hat? Ist das ihr Einkauf da in der Tüte? Oft offenbart ein aufmerksamer Blick das logische erste Gesprächsthema.

> Will nicht starren.

Brudi, die Zeiten sind vorüber, in denen uns die Liebe einfach irgendwann in den Schoß fiel. Wenn Konditionierungen deine Aufmerksamkeit hemmen, versuch folgende Übung: Geh raus auf die Straße und sieh dir ausgiebig alles Schöne an. Erstmal keine Frauen, sondern, äh …

> Ja?

Gebäude und so.

> Gibst du eigentlich Seminare?

25 – Sei sichtbar

Brudi, die Biester müssen dich zu Gesicht bekommen. Die Maßnahmen im Bereich Lebensführung hatten wir schon: Öffentlich fahren, Freundeskreise aufbauen, sozialaffine Jobs annehmen, usw.

Jetzt zum Situativen. Zeig dich, lautet auch hier die Devise! Zum Beispiel im Club: Hock nicht im hintersten Winkel und kleb nicht bloß am Tisch mit den Jungs. Beweg dich, am besten in Begleitung einer hübschen Freundin! Tresen, Tanzfläche und zwischendurch zum Luftschnappen nach draußen! Guck in den Raucherbereich, frag ne freundlich dreinblickende Mulle nach Feuer und ob der DJ was taugt!

Wann immer die Möglichkeit besteht, zeig dich den Frauen, bevor Du dich annäherst. Sie sitzt im Kaffeehaus, tippselt am Laptop und schlürft ihre Melange? Gib ihr Gelegenheit, auf dich aufmerksam zu werden und dich eventuell sogar subtil zum ersten Schritt aufzufordern, siehe den Punkt „Achte auf einladende Signale". Beweg dich also erstmal durch ihr Gesichtsfeld.

Und wie?

Was weiß ich. Geh auf dem Weg zum Klo an ihr vorbei?

Besonders informativ ist es für Frauen, dich im Umgang mit anderen Menschen zu sehen. Sie schließen daraus auf deinen sozialen Status.

Ohje.

In privaten Situationen ohne Zeitdruck, beispielsweise auf Hauspartys, kannst Du Damen von Interesse getrost erstmal weitgehend ignorieren. Entspann dich und hab Spaß! Frauen sind sozial ungeheuer sensibel. Wenn Du dich fragst, ob Du ihr aufgefallen bist, kennt sie wahrscheinlich schon dein Sternzeichen.

Was soziale Netzwerke betrifft: Facebook, Instagram und Co. mögen die Geißel des Abendlandes sein, doch sie verschaffen dir Aufmerksamkeit, Kontaktmöglichkeit und Social Proof. Hab ein Profil, poste zwischendurch maln Foto und ziere Beiträge anderer Leute gelegentlich mit einem Like. Und wenn Du eine Idee für einen Youtube-Kanal hast, lass dich nicht bitten.

26 – Such Situationen, in denen Frauen visuell unterbeschäftigt sind

Entschuldige die krude Formulierung, aber ich wollte da ganz präzise sein. Gemeint sind alle Gelegenheiten, die es Frauen erlauben, gelangweilt den Blick schweifen zu lassen. Da haben sie Zeit, dich ein wenig zu beobachten. Is klar, ne?

Kann dir grade noch so folgen.

An der Bushaltestelle. An der roten Fußgängerampel. Beim Warten aufs Boarding am Gate. Sitzen im Kaffeehaus. Herumlungern im Freibad. Im Hörsaal, bevor der Vortragende kommt. In der Bibliothek, wenn zwischendurch die Konzentration nachlässt. Sogar die Warteschlange im Supermarkt kann reichen. Immer, wenn öffentlich gezögert, gewartet und sich gelangweilt wird, schärf den Blick!

27 – Beachte emotionalisierende Umstände

Weiblicher innerer Aufruhr ist der Sache des Aufreißers stets zuträglich. Es lohnt sich, einen Blick auf Situationen zu werfen, in denen Frauen schnell emotional werden.

Abende sind gut. Sei ein Nachtschwärmer.

Reisen sind gut und Urlaube und alles was damit zu tun hat. Halt die Augen offen am Flughafen, besuch die Hotelbar und mach sonen doofen Tagesausflug ins Landesinnere mit!

Sogar das Wetter kann reichen: An den ersten warmen Tagen im Jahr zeig dich in der Öffentlichkeit! Guck mal, wie sie sich freut, endlich wieder ihre rosa Lieblingsbluse tragen zu können. Verpass auch nicht den ersten wirklich heißen Tag, verbring ihn im Freibad!

Hallo? Ich hab nen Job.

Dasja ekelhaft! Auch ganz kurzfristig leistet das Wetter Beihilfe zur Liebe: Eine Mulle sucht in einer Hauseinfahrt Zuflucht vor einem durchziehenden Sommergewitter? Stell dich dazu, lach sie an und sag *Ey what the fuck!* Wenn die Sonne durch die Wolken bricht, gehst Du mit ihr auf einen Kaffee. Wenn ihr nicht schon knutscht!

Ich denk an dich, immer wenn es regnet <3

Apropos Musik: Später Nachmittag am Festivalgelände und eine zweitklassige kanadische Indierockband macht vor 50 Leuten richtig Krach? Drängel dich in die zweite Reihe und sieh dich um! Spätabends bei Iggy Pop desgleichen!

Placebo is Headliner -.-

Der erste Kontakt

Überhaupt jede Art von Menschenauflauf und wenn gemeinsam gestaunt, gelacht, getanzt, sich geärgert, sich gefreut, sich gefürchtet oder sich sonstwie erregt wird. Menschen werden hier umständehalber zu einer Gruppe und das erste Gesprächsthema liegt auf der Hand. Denk an Silvesterfeiern, Public Viewings, Privatparties. Die Wahlfeier crasht nach der ersten Hochrechnung, der Nachtbus kommt und kommt nicht, der Beamte bei der Passkontrolle ist demonstrativ langsam, das Konzert klingt grässlich, im Club fällt der Strom aus, der Dozent im Hörsaal nuschelt aufs Unverständlichste, die Warteschlange an der Supermarktkasse reicht bis zur Frischmilch. In solchen Situationen kannst Du dir das Hallo sparen und nach kurzem Blickkontakt direkt mit einem Statement einsteigen. Sag einfach was über die Situation, und zwar so, als würdest Du sie schon kennen. Im Beispiel mit der langen Warteschlange im Supermarkt: *Ok ich glaub, das müssen wir alles heute noch essen.*

Sehr viel seltener gerät man in Situationen, die unerwünschte Emotionen erzeugen. 10-Stunden-Flug steht bevor und sie hat grade neben dir Platz genommen? Vorsicht. Langsam! Isne heikle Situation! Oder Du triffst dein Ziel nachts alleine an einer Bushaltestelle an. Da musst Du aufpassen, sie nicht zu verschrecken.

Wie denn?

Gleich beim Rankommen freundlich fragen, ob sie weiß, wann der Bus kommt. Dann auf Distanz gehen und erst nochmal zu ihr rübersehen.

28 – Achte auf einladende Signale

IOIs, indications of interest, nennt die Verführungskunst die einladenden Signale der Frau. Das Auftreten bzw. Ausbleiben von IOIs zu erkennen, erspart dir viel zweckloses Bemühen und so manche entwürdigende Situation. Du wirst in der Lage sein, die Liebe so zu betreiben, wie man sie am besten betreibt: Nebenher und diskret. Für Anfänger sind IOIs notorisch schwer zu erkennen, sie haben aus naheliegenden Gründen wenig Erfahrung damit.

Erleuchte mich.

Lass uns allgemeine und spezielle IOIs unterscheiden.

Allgemeine IOIs sind an die gesamte Umwelt gerichtet und bedeuten in etwa: *Ich bin eventuell an Sex interessiert, also lass dich ansehen, vielleicht gefällst Du mir! Aber wahrscheinlich eh nicht, hihihi!* Einige Beispiele: Sie sucht Gesellschaft. Sie macht sich hübsch, trägt sexy Kleidung oder auffälligen Schmuck. Sie fällt auf, etwa durch lautes Lachen. Sie ist an Orten sozialer Begegnung alleine unterwegs oder ausschließlich in Begleitung anderer Frauen. Sie postiert sich am Rand ihrer Gruppe oder entfernt sich von ihr. Sie geht alleine tanzen. Sie postiert sich gut sichtbar im Raum, beachtet ihre Umgebung und wirkt ansprechbar. Sie bleibt noch im Club, obwohl ihre Freundinnen nach Hause gegangen sind.

Das waren einige recht deutliche Beispiele. Allgemeine IOIs können ausgesprochen subtil sein, vor allem bei sehr jungen und unerfahrenen Frauen. Oft entsteht dann aufgrund minimaler Faktoren lediglich ein diffuser Eindruck von Zugänglichkeit, Ansprechbarkeit. Hast Du Mädels in deinem Freundeskreis? Guck dir mal genau an, wie das aussieht, wenn der Eisprung naht.

Hä.

Später. Allgemeine IOIs sind als ungezielte weibliche Paarungsrufe und somit als Einladung zu verstehen, dich ihr zu zeigen. Sorg dafür, dass sie Notiz von dir nimmt! Meist hat sie dich freilich längst bemerkt.

Spezielle IOIs signalisieren Interesse an einem bestimmten Mann, im Idealfall an dir. Ein spezieller IOI heißt in etwa: *Ich glaub Du gefällst mir, komm doch mal näher und versuch dein Glück oder so, tihihi.* Spezielle IOIs sind bedeutsam und für einen routinierten Verführer die halbe Miete zum Sex. Der gemeinsame Aspekt spezieller IOIs ist *Nähe*. Einige Beispiele: Sie postiert sich in deinem Sichtfeld. Sie kommt dir näher als nötig. Sie berührt dich wiederholt beiläufig. Sie macht Bewegungen und nimmt Haltungen ein, die dir ihren Körper zeigen. Sie lacht über deine dummen Witze. Sie trinkt aus deinem Glas, isst von deinem Teller, klaubt eine Fluse von deiner Schulter. Sie bleibt längere Zeit in deiner Nähe. Sie fragt dich nach einer Zigarette, nach der Uhrzeit oder deiner verdammten Meinung. Sie zeigt sich dir gegenüber von ihrer besten Seite. Sie schafft Gelegenheit, mit dir allein sein zu können. Sie schreibt dir, schickt dir Bilder von ihr.

Der wichtigste spezielle IOI aber, der sprach-, kultur- und distanzübergreifende Leuchtturm unter den einladenden Signalen, ist der längere Blickkontakt. Siehe den folgenden Punkt.

Kann man sich auf IOIs verlassen?

Je nonverbaler, desto mehr. Von den zarten, wiederholten Berührungen einer willigen Mulle etwa hab ich noch nie auch nur den Versuch einer Fälschung erlebt. Und: Je älter, desto mehr. Frauen lernen im Laufe ihres Lebens, dass subtile Signale von Männern

28 – Achte auf einladende Signale

häufig nicht verstanden werden und tragen etwas dicker auf. Außerdem haben sie keine Zeit mehr zu verlieren.

<3

Trotzdem sind IOIs nicht immer zuverlässig. Diese Signale zu fälschen, um gegen diverse Vorteile zum Schein Sex in Aussicht zu stellen, ist integraler Bestandteil der weiblichen Sexualität. Berüchtigt sind beispielsweise die kleinen Häppchen, mit denen Frauen Verehrer in einer ewigen Warteschleife halten.

Kennt man.

Ferner bemerkenswert ist, dass IOIs fremder Frauen leichter zu lesen sind als die eines Mädels in deinem Bekanntenkreis oder am Arbeitsplatz, wo etwa die routinierte Freundlichkeit, mit der Frauen die Leute in ihrem Umfeld behandeln, die Erkennung erschwert. Die Lösung dieses Problems ist immer *Eskalation*: Du machst einen kleinen, aber unmissverständlichen Schritt auf sie zu und beachtest ihre Reaktion, insbesondere die nonverbale. Wenn sie distanziert bleibt, geht wahrscheinlich nichts. Wenn die Reaktion positiv ist, machst Du den nächsten Schritt. Ich erkläre das Prinzip Eskalation detailliert im Punkt „Der erste Schritt ist deine Pflicht".

Wenn dir der Sinn nach umfassenden Beispielsammlungen für IOIs steht, google „IOI examples". IOIs sind zurecht ein gut ausgeleuchtetes Thema im Profificken und haben schon viele enzyklopädische Postings in einschlägigen Foren inspiriert.

Die Listen kenn ich. Ich krieg fast nie IOIs.

Befolge die tägliche, freundliche Erinnerung, Brudi! Außerdem geh trainieren, ernähr dich gesund, trag nicht den peinlichsten Scheiß, tritt gepflegt auf und begib dich so oft wie möglich in

Gesellschaft und Öffentlichkeit! Solang Du nicht offensichtlich behindert oder entstellt bist, wird es wahrscheinlich irgendwann passieren.

>Alright. Und mal angenommen, ich krieg einen speziellen IOI? Dann machst Du den ersten Schritt, siehe weiter unten.

Doch zunächst ...

29 – Blickkontakt, Blickkontakt, Blickkontakt

... erzittere in ehrfürchtigem Staunen vor dem Gott-Vater unter den speziellen IOIs und der fruchtbarsten Aussaat im Garten der Lüste!

Das Tolle am Blickkontakt ist, wie wenig er kostet und wie viel er gleichzeitig leistet. Er ist lautlos-diskret, sekundenschnell, funktioniert auf Distanz, braucht weder gemeinsame Sprache noch technische Hilfsmittel und ist dadurch so bequem, dass es beinahe peinlich ist. Sexuelles Interesse wird registriert und signalisiert, biometrische Daten werden erfasst und übermittelt. „Och, ich starr sie einfach an, bis sie checkt, dass ich ficken will und an ihrer Reaktion merke ich sehr schnell, ob was läuft", drückte es mal ein Bekannter von mir aus. *Blickficken* nennt es der Volksmund und im Grund weiß jeder, was es bedeutet.

>Gib mal ne Anleitung.

Du erspähst dieses obskure Objekt der Begierde und betrachtest es nebenher und mit Interesse. Sieh dir nur alles gut an, keine falschen Hemmungen! Wenn Du der Frau dabei sehr nahe bist, beispielsweise wenn sie im Restaurant am Nebentisch sitzt, lass

29 – Blickkontakt, Blickkontakt, Blickkontakt

deinen Körper abgewandt und wirf ihr einen Seitenblick zu. Sie frontal anzusehen kann konfrontativ wirken.

Kommt es zum Blickkontakt, beachte zwei Regeln: Erstens machst Du weiter, was immer Du gerade machst. Schränk diese Aktivität nur so weit ein, wie es nötig ist, um ihre Reaktion mitzukriegen. Tu zumindest so, als wärs völlig normal, dass Frauen auf dich reagieren!

xD

Zweitens darfst Du auf keinen Fall schnell wegsehen, wenn eure Blicke sich treffen. Das wäre ein Signal von Untergebenheit und daher äußerst unsexy. Hast Du das registriert? Untersteh dich wegzusehen, solang nicht die Neutronenbombe fällt!

Jaja.

Dauert der Blickkontakt nun länger, hast Du deinen speziellen IOI und kannst den nächsten Schritt machen. Oft lächeln sie dabei, das ist noch besser!

Wie lang ist eigentlich „längerer" Blickkontakt?

Alles, was Du als tiefen Blick in deine Augen empfindest. Ein, zwei Sekunden dauert das schon mindestens.

Muss ich da lächeln oder so?

Nein. Aber mach ruhig, wenn Du willst.

Und dann?

Wenn sie in Hörweite ist, sag *Hallo!* Wenn nicht, geh zu ihr rüber. Oder, insbesondere wenn sie alleine ist, wink sie einfach zu dir! Manchmal kommen sie dann tatsächlich angedackelt und sind schon leicht angefeuchtet. Süß ist das.

> Und wenn nicht?

Dann kannst Du immer noch zu ihr rübergehen. Oder Du zeigst auf einen „Treffpunkt" in der Umgebung, z.B. im Club die Tanzfläche.

> Was mach ich, wenn kein längerer Blickkontakt zustande kommt?

Kommt drauf an. Hat sie dich gerade erst bemerkt? Dann weiß sie vielleicht noch nicht, ob sie Interesse hat. Sie könnte außerdem von der Situation überrumpelt sein und panisch daran denken, wie ihre Haare gerade sitzen. Oder sie hat überhaupt nichts bemerkt, weil sie mal wieder zu faul war, ihre Kontaktlinsen einzusetzen. Auch Frauen sind nur Menschen! Gib ihr etwas Zeit und die Gelegenheit, dich unbehelligt anzusehen. Nach einer Weile suchst Du erneut Blickkontakt. Vermeidet sie diesen oder bricht ihn schnell ab, ist es eine Abfuhr.

> Was, wenn sie Sonnenbrillen trägt?

Wenn sie einen interessierten Eindruck macht, bedeute ihr mit einer Geste, das Ding abzunehmen.

30 – Der erste Schritt ist deine Pflicht

… und alle weiteren auch. Isso, leb damit. Das geschmückte All will es so. Im Detail kann alles Mögliche passieren und nicht selten helfen Frauen gut mit. Aber insgesamt und überhaupt musst Du als Mann auf dem Weg zum Sex den aktiven Part übernehmen.

> Na toll.

Die Verführungskunst nennt dieses Prinzip *Eskalation* und es ist dringend nötig, dass Du es verstehst und konsequent anwendest.

30 – Der erste Schritt ist deine Pflicht

Auch wenn die ersten Versuche peinlich ausfallen und Du dir vor Angst in die Hosen scheißt.

Uff.

Eskalation bedeutet: Du machst Schritt für Schritt vorwärts auf dem Weg zum Sex und beachtest dabei ihre Reaktion. Lässt sie dein Vorwärtsdrängen geschehen, machst Du den nächsten Schritt. Reagiert sie abwehrend oder distanzierend, gehst Du einen Schritt zurück und probierst es eventuell später nochmal. Und genau so läuft das; vom ersten Blick bis zum letzten Stoß.

Dasja einfach.

Nichwa, Brudi. Schritt vorwärts, positive Reaktion, Schritt vorwärts, positive Reaktion, und so weiter. Während dieses Vorgangs trotz ermunternder Signale zu bremsen, gefährdet deinen sexuellen Erfolg! Dazu später mehr im Punkt „... aber bremse niemals vor grünen Ampeln!". Eskalation ist häufig der einzige Weg herauszufinden, ob eine Frau überhaupt etwas von dir will. Immer wenn Du dich verzweifelt fragst, ob ne bestimmte Mulle auf dich steht, verpass dir einen gedanklichen Nackenschlag: Du hast nicht eskaliert! Sonst wüsstest Du es nämlich schon.

Wie sieht eine positive Reaktion aus und wie eine negative?

Negativ ist alles Abweisende und Distanzierende. Positiv ist alles, was nicht negativ ist.

Also was mach ich konkret?

Vom häufigsten ersten Schritt war bereits gesondert die Rede: Schau hin und nimm bei Gelegenheit Blickkontakt auf! Die ersten Sekunden einer Begegnung können heikel sein; mach hier kleine Schritte.

Der erste Kontakt

Wieso kleine Schritte? Ich hab keine Zeit für den Scheiß.

Weil Du mit zu frühen und zu großen Schritten jene Abwehrreaktionen provozierst, die Frauen allzeit bereithalten, um lästige Typen wie mich, äh dich, loszuwerden. Lass ihr Zeit! Lass sie gucken! Erst wenn sie sich von dir angezogen fühlt und die entsprechenden Signale aussendet, kannst Du auf der Leiter der Eskalation mehrere Sprossen auf einmal nehmen. Wenn unter enthemmenden Umständen alle Ampeln auf Grün stehen, kann es sehr schnell gehen. Szenario Clubnacht: Eine sexy gekleidete Hübschmulle, die in Begleitung einer kleinen Gruppe am anderen Ende der Theke steht und sich schon mehrmals im Raum umgesehen hat, wechselt Blicke mit dir. Während Du zu ihr hinübergehst, lässt sie keine Sekunde lang die Augen von dir und nimmt eine Haltung ein, die dir ihren ganzen Körper zeigt. Als Du vor ihr stehst, sieht sie dich mit großen Kulleraugen gewissermaßen von unten an. Hier brauchst Du auf gar nichts mehr zu warten! Schnapp sie dir und küss sie!

Uff. Und sonst?

Hängt von den Umständen ab. Eskalation ist grundsätzlich alles, was dich dem Sex näherbringt: Räumliche Annäherung, eine Geste, ein Lachen, ein Kompliment, eine Berührung. Im gemeinsamen Taxi von der guten Flasche Wein reden, die Du noch im Keller hast. Ein „hey" nach zwei Jahren Funkstille via Messenger. Sogar eine Freundschaftsanfrage in einem sozialen Netzwerk kann Eskalation sein! Es muss nicht subtil, gefinkelt, clever, höflich, selbstbewusst oder sonstwas sein! Tu einfach jeweils das Nächstliegende, um sie in dein Schlafzimmer zu kriegen.

Das reicht?

Wenn sie will, ja.

30 – Der erste Schritt ist deine Pflicht

Muss ich denn immer alles selber machen? Kann nicht auch mal die Frau eskalieren?

Kommt durchaus vor, dass die Frau vorlegt. Wenn das passiert, mach sofort den nächsten Schritt. Oft ist weibliche Eskalation nämlich nur das, was die Verführungskunst *cock teasing* nennt und dient anderen Zwecken. Beispiel: Privatparty, eine Gruppe Leute an einem Tisch, neben dir eine Mulle in Partylaune, die anzügliche Bemerkungen macht und schließlich deine Hand nimmt, um sie sich auf den Oberschenkel zu legen. In diesem Fall greif unverzüglich ganz nach Belieben zu! So wird schnell klar, ob sie nur Spielchen spielt.

Wie fang ich ein Gespräch an?

Hallo! reicht völlig.

Kann ich mir eventuell merken.

Gut, denn gerade im öffentlichen Raum musst Du häufig sehr schnell reagieren, bevor sie in der Menge verschwindet. Sieh ihr nach der Begrüßung aufmerksam ins Gesicht! Wenn ihre Reaktion neutral oder positiv ist, lass etwa ein *Wie gehts?* folgen. Oder sag ihr, was dir an ihr gefällt: *Ich mag deine Haare/Augen/Ohrringe/Tasche/Outfit/whatever.* Oder frag nach ihrem Namen: *Wie heißt Du?* Oder sag gar nichts weiter, betrachte sie stattdessen aufmerksam und beginne zu lächeln, sobald das Schweigen seltsam wird! *Kann ich ne Zigarette haben?* ist der Klassiker in den Raucherzonen dieser Welt. Hier noch ein paar andere Brocken, die Du früh im Gespräch verwenden kannst: *Du siehst so fröhlich aus, was isn passiert? / Du siehst süß aus in der Jacke, wo hastn die her? / He du alte Panzersperre, geh mal ausn Weg!*

Der erste Kontakt

Stets kannst Du früh im Gespräch eine Vorstellung nach dem Muster *Ich bin der xy* einschieben, eventuell mit Händeschütteln. Ist auch ein guter Notnagel, wenn dir grade nichts einfällt.

Es muss nicht immer Geplapper sein! Nonverbale erste Schritte sind spaßig. Du erwischst sie morgens in der U-Bahn beim Gähnen und erhaschst einen schuldbewussten Blick? Lach sie erstmal mitleidig an, bevor Du zu ihr rübergehst! Den Klassiker hab ich schon erwähnt: Wink sie nach dem Blickkontakt zu dir ran.

Was mach ich, wenn sie in Begleitung ist?

Begrüß freundlich ihre Gruppe, sobald diese auf dich aufmerksam wird. Wenn dich die Gruppe in ein Gespräch zu ziehen versucht, spiel ruhig mit! Is ne gute Gelegenheit, deine sozialen Fähigkeiten zu zeigen.

-.-

Manchmal aber musst Du ein interessiertes Mädel von ihrer Gruppe trennen, etwa wenn Aufpasser im Spiel sind.

Und wie geht das?

Wenn sie Kontakt will, wird sich eine Gelegenheit ergeben. Du könntest dich entfernen und hoffen, dass sie hinterherkommt. Wenn sie das nicht schon selbst versucht! Auch stark sozialfeindliche Umgebungen, zum Beispiel das tödlich stille Wartezimmer einer Zahnarztpraxis, verlangen etwas Geschick bei der Kontaktaufnahme. Du hast doch schonmal eine hübsche Mulle im Wartezimmer gesehen?

Haben wir das nicht alle.

Wenn Du IOIs bekommst, leg ihr auf dem Weg auf die Toilette das Telefon mit geöffnetem Nummernfeld hin.

30 – Der erste Schritt ist deine Pflicht

Gib maln Beispiel für den ersten Schritt in allen Details.

Sommer 2015: Ich hänge in einem mäßig besuchten Straßencafé rum und lese Zeitung. Plötzlich taucht eine erhitzt wirkende Endzwanzigerin mit kurzen, brünetten Locken auf, stellt ihr Fahrrad ab und nimmt kaum drei Meter entfernt direkt in meinem Sichtfeld an einem Nachbartisch Platz, sodass ich sie von der Seite sehe. Es hätte zahlreiche andere freie Plätze gegeben.

Ein spezieller IOI.

Wahrscheinlich, Brudi! Sie ist allein unterwegs, macht Station in einem Café und setzt sich einem Typen direkt vor die Nase? Das ist eher kein Zufall. Gut möglich, dass sie wegen mir stehengeblieben ist.

Als sie die Getränkekarte zur Hand nimmt, wirft sie mir obendrein einen scheuen Seitenblick zu. Zwar kommt kein längerer Blickkontakt zustande, aber die Situation ist eindeutig. Ich sage: „Hallo!", und betrachte sie aufmerksam.

Sie, freundlich: „Hallo!"
Ich: „Wie wars?"
Sie versteht nicht und wird nervös.
Ich: „Deine Tour", und zeige auf ihr Fahrrad.

Sie erzählt, wo sie rumgefahren ist. Ich mache während ihrer ersten Sätze eine einladende Geste in Richtung des freien Platzes an meinem Tisch. Unsere Tische teilen sich eine Bank, sie kann also rüberrutschen. Wir reden übers Radfahren.

In der ersten kleinen Pause in unserem Gespräch hole ich die Vorstellung nach: „Ich bin übrigens der xy", und schüttle ihr die Hand.

Dasja einfach.

Der erste Kontakt

Ist es immer, wenn die Biester dich wollen.

Und wenn nicht?

Dann kannst Du auf die Schnelle nichts daran ändern.

Gibts für den ersten Schritt ein Patentrezept?

Nein. Als Anfänger bist Du dabei natürlich im Stress und denkst an tausend Dinge gleichzeitig. Versuch trotzdem von Anfang an, die Reaktionen der Frauen zu beachten. Diese Aufmerksamkeit ist es, die es dir ermöglicht, Erfahrungen zu machen und routinierter zu werden. Wer beim Ansprechen die Frau übersieht, nimmt sich die Chance, etwas fürs nächste Mal zu lernen!

Und ja klar, am besten nimmst Du auf ungeheuer witzige Art clever und sexy auf die Situation Bezug, nichwa. Leider ist niemand so kreativ, dass er im Anwendungsfall keine Aussetzer fürchten muss.

Angst.

Am Anfang wirds paar Mal auf pervers peinliche Weise schief gehen. Cope es halt.

Noch ein Beispiel bitte.

Ich quere auf dem Weg ins Weidinger vor der Station Burggasse den Gürtel. Zwei Mullen, die durch ihre Rucksäcke und offensichtliche Orientierungslosigkeit touristisch wirken, stehen auf der Brücke am Geländer. Ich gehe an ihnen vorbei, sie beachten mich nicht. Kalt ansprechen ist die einzige Option.

Ich werde also langsamer, lasse den Körper abgewandt, drehe den Mädels nur den Kopf zu und sage: „Hi."

Die eine ignoriert mich, die andere sieht mich an und wartet.

30 – Der erste Schritt ist deine Pflicht

Ich: „Are you tourists?"
Die Nette glotzt und die Hexe guckt jetzt auch.

Eine Pause entsteht. Ich stehe immer noch abgewandt und schaue gewissermaßen über die Schulter. Die Nette guckt die Hexe an. Und die sagt, zu meiner erheblichen Überraschung:
„Yes." (Ohohoooo!)
Ich: „Are you lost?"

Zögerlich kommt ein Gespräch in Gang. Die Mädels sind in der Tat Touristinnen, allerdings aus Wiesbaden und wir können uns auf Deutsch weiter unterhalten. Ich frage, was sie abends vorhaben. Nach elf noch nichts. Ich erzähle von einem Lokal mit guter Livemusik und lasse die Hexe ihre Telefonnummer in mein Handy tippen.

Noch eins!

Im Kaffeehaus. Es ist früher Abend, am Nebentisch sitzen fünf ziemlich laute Studentinnen. Ich sage beiläufig: „Hey, kann ich mir eure Karte ausborgen?"

Eins der Mädels sagt: „Ja sicher" und gibt mir die Speisekarte. Ich nehme sie und werfe sie sofort mitten auf den Tisch zurück und sage: „Wollte nur ein Gespräch anfangen! Wie gehts?"

Noch eins.

U-Bahnsteig, ich bin mit einer Freundin unterwegs. Etwas abseits wartet eine Jungmulle alleine im sexy Röckchen und telefoniert laut auf Schweizerdeutsch. Ich sehe sie mir eine Weile an. Als sie zu mir guckt, bedeute ich ihr mit einer Geste, sie möge das Telefongespräch beenden. Sie dreht sich weg und telefoniert noch

Der erste Kontakt

eine Weile. Ich nehme derweil auf einer Bank Platz. Als sie endlich fertig ist, rufe ich ihr zu:

„Hey, war das Schweizerdeutsch?"
Sie: „Ja!"
Ich: „Woher genau kommst Du?"

Noch eins.

Sommer im Provinzkaff. Ich nehme mein Mittagessen am Hauptplatz ein, um herauszufinden, was die Dorfbewohner tun, wenn sie sich unbeobachtet fühlen. Nichts Wesentliches übrigens.

Nach einer Weile erspähe ich am anderen Ende des Platzes eine wohlgeformte Landmulle. Sie scheint kurz zu mir rüberzusehen, sicher bin ich aber nicht.

Ich: (laut und quer übern Hauptplatz) „Hey!!"
Sie guckt. Ich winke sie zu mir. Sie wendet sich ab, geht langsam weiter, guckt aber nochmal.
Ich nochmal: „Hey!!"

Sie bleibt stehen und guckt wieder. Ich stehe auf, nehme meine Jacke und mache mich auf den Weg zu ihr. Sie überwacht das gesamte rund einminütige Manöver mit skeptischem Kartoffelblick.

Kannst Du nicht wenigstens die Bauernmädchen in Ruhe lassen?
Klappe, Brudi.

Noch eins.

Ich sitze alleine an einem Tisch in einem Straßencafé. Am gemischten Nachbartisch hat es gleich mehrere Hübschmullen. Ich

30 – Der erste Schritt ist deine Pflicht

sage: „He, könnt ihr auf meinen Rucksack aufpassen?", und gehe aufs Klo.

Beim Zurückkommen bedanke ich mich und frage: „Irgendwelche Vorkommnisse?"

Da die Jungs und Mädels freundlich reagieren, empfehle ich eine Biersorte. Wir kommen ins Gespräch und reden über die Eintrittspreise von Wiens Freibädern. Ich registriere IOIs von einem der Mädels. Nach einer Weile frage ich in die Runde: „Hey, habt ihr was dagegen, wenn ich versuche, die Telefonnummer von eurer Freundin zu kriegen?"

Haben sie nicht.

Noch eins.

Ein warmer Abend im Mai, ich schlendere mit einer Freundin durch die Innenstadt. Eine eisschleckende Sitzmulle wirft mir einen längeren Blick zu, als ich vorbeigehe. Ich werde langsamer, werfe ihr einen Seitenblick zu und sage „Hallo!"

Sie lächelt und sagt: „Hallo!"
Ich begrüße kurz die Leute, mit denen sie am Tisch sitzt.
Und zu ihr: „Interessantes Gesicht."
Sie: „Danke."
Ich: „Wie heißt Du?"

Noch eins.

Hotel, Frühstücksbuffet, ich beschichte meinen Teller. Ein naher 4er-Tisch ist lediglich mit zwei Urlaubsmullen besetzt. Ich: „Hi! Habt ihr einen Platz frei?"

Die Mädels reagieren zurückhaltend, aber freundlich.

Der erste Kontakt

Noch eins.

Ein Bekannter lädt mich zu einer Grillparty auf dem Land ein. Gott schütze ihn! Im versammelten biertrinkenden, poolplantschenden und Fleisch bratenden Völkchen hat es auch zwei hübsche Maiden. Nice!

Eine sehr angenehme Situation ohne jedweden logistischen Druck. Ich amüsiere mich also einfach. Stunden vergehen. Die eine hat kein Interesse, die andere aber (blass, blond, schlank, Typ Weidengerte) taucht häufig in meiner Nähe auf und wirkt freundlich und ansprechbar.

Allmählich gehen die Leute nach Hause, Weidengerte bleibt. Wir kommen ins Gespräch.

Noch eins.

Ich bin bei IKEA und nähere mich dem Kassenbereich. Eine elfenhafte Löckchenmulle in Carmenbluse wühlt in einer Kiste mit Stoffmäusen. Ich ändere die Richtung, gehe im Abstand von einigen Metern an ihr vorbei und sehe sie mir dabei von oben bis unten an. Sie bemerkt mich, wendet den Blick aber sofort wieder ab, nach unten in Richtung Maushaufen.

Ich, über die Schulter: „Hi!"
Sie guckt: „Ja?!"
Ich: „Suchst Du die Topmaus?"
Sie grinst und sagt: „Die Ohren sollen gleich aussehen!"

Aber die hat doch den Blickkontakt abgebrochen. Dachte, das ist schlecht?
Nicht wenn sie nach unten wegsehen. Überrascht war sie auch.

Das wird ja immer komplizierter. Noch eins.

30 – Der erste Schritt ist deine Pflicht

Der *John Milton des Jungle* (Werbetext) bespielt meinen Lieblingsclub. Meine Freunde hängen irgendwo rum, ich schüttel mich mit geschlossenen Augen auf der Tanzfläche. Nach einer Weile bemerke ich eine zarte, wie zufällige Berührung von rechts. Ich gucke.

Ne Mulle, wa!

Machen sie gerne, wenn man nicht und nicht gucken will. Nun schau ich aber: Sie hat sich zwei Schritte entfernt und spürt meinen Blick. Ich lade sie mit einer lockenden Bewegung von Ring- und Mittelfinger ein, mit mir zu tanzen. Sie aber dreht sich weg und ignoriert mich. Ich schließe wieder die Augen und tanze weiter.

Was solln das?

Da fragst Du den Falschen, Brudi. Eine Stunde später hock ich irgendwo rum und hab sie längst vergessen. Da tippt mir jemand von hinten auf die Schulter. Es ist Gevatterin Tanzmull! Warum ich nicht mit ihr tanzen wollte?

Ich sage: „Heute wird nicht mehr getanzt, nur noch geküsst!", und mache dieselbe auffordernde Handbewegung wie eine Stunde zuvor. Sie: „Ich will aber tanzen!"

Ich gucke sie mir einige Sekunden lang gut an, stehe dann wortlos auf und führe sie an der Hand zu John Milton.

Wie tanzt man mit einem Mädchen?

Ist sone Art Gespräch per Bewegungen. Ich hab ganz unten nen separaten Punkt zum Thema Tanzen, wo Du es dann endgültig nicht lernst.

Freu mich schon. Noch eins.

Der erste Kontakt

Auf einer Bahnhofswartebank sitzt eine Mulle und starrt auf ihr Telefon. Sowohl ihr Kleid als auch ihre Handtasche sind auffällig kariert gemustert.

Ich bleibe stehen und sage: „Hi, kann ich mich da hinsetzen?"
Sie nickt und nimmt ihre Handtasche von der Bank. Ich setze mich und sage: „Schöne Karos."
Sie bedankt sich. Ich frage sie nach ihrem Namen.

Bisschen mit der Brechstange, hm?

Nur auf spezielle IOIs zu reagieren ist bequem und erspart viele fruchtlose Annäherungen. Es entgehen dir dadurch aber auch Chancen. Manchmal muss man direkt ran, um überhaupt wahrgenommen zu werden.

Gib ma nochn Beispiel dafür.

Ich gehe die Neubaugasse runter. Auf der anderen Straßenseite ist eine feine Dunkelmulle etwa auf gleicher Höhe in derselben Richtung unterwegs. Ich beschleunige, quere vor ihr die Straße, sodass sie einige Sekunden Zeit hat mich wahrzunehmen. Ich gehe jetzt schräg vor ihr und sehe sie über die Schulter weg an. Sie guckt nicht, aber meinen Blick hat sie zweifellos bemerkt.

Insgesamt wirkt sie desinteressiert, ich könnte den Annäherungsversuch an dieser Stelle getrost abbrechen. Aber sie ist hübsch und ich wills ganz genau wissen. Ich sage also: „Hi!"

Na und weiter?

Nichts weiter, denn sie ignoriert mich und guckt auf ihr Handy. Jetzt weiß ich es tatsächlich ganz genau!

Wasn Kleinod.

So schmeckt das täglich Brot des Kaltansprechers.

30 – Der erste Schritt ist deine Pflicht

Noch eins.

Ich betrete den Hörsaal 7 im Uni-Hauptgebäude. Gleich links vom Eingang steht eine bemerkenswert hübsche Mulle in einer Traube Kollegen. In den drei Zehntelsekunden, die mir an Zeit zur Verfügung stehen, fällt mir nichts besseres ein als ein bescheuerter Kommentar über das zum Besuch dieses Hörsaals stets notwendige Treppensteigen.

Ich nehme irgendwo Platz und ärgere mich während der gesamten Vorlesung über meinen Unsinn. Nach Ende der Stunde werde ich völlig überraschend von einem der Typen aus der Gruppe angesprochen und lerne über ihn schließlich auch die Hübschmulle kennen.

Wasn jetzt der Sinn von der behinderten Geschichte?

Ich weiß es nicht. Aber das war die bestaussehendste Frau, mit der ich während meines Studiums Sex hatte. Irgendwas werd ich schon richtig gemacht haben!

Bescheuerte Kommentare übers Treppensteigen, alright.

<3

Noch eins.

Ich komme zur Bushaltestelle Burggasse-Neubaugasse. Unter den Wartenden entdecke ich eine mutmaßliche Schniekmulle, von der ich zunächst nur Frisur und Mantel erkenne, beides stilsicher. Eine Reihe gelangweilt wirkender Manöver später habe ich die Bestätigung: Süß is die. Zuletzt stelle ich mich kurz neben sie. Ich gewinne den vagen Eindruck, bemerkt zu werden. Ich drehe den Kopf und sehe sie aus einer Entfernung von etwa zwei Metern an, zuerst das Gesicht, dann den Körper, dann wieder das Gesicht.

Der erste Kontakt

Sie guckt und für einige Sekunden sehen wir einander wortlos in die Augen.

Ich: „Hi."
Sie: „Hallo!"
Ich: „Ich mag deinen Mantel."
Sie lacht und sagt: „Okay!"
Ich: „Ja."

Wieder sehen wir einander für eine Sekunde an. Ich gehe zwei Schritte auf sie zu, schüttle ihre Hand, stelle mich vor und frage sie, wohin sie unterwegs ist.

Noch eins.

Ich hole ein Paket ab, das ein Nachbar für mich angenommen hat. Will mit dem Aufzug nach unten. Als sich die Türen öffnen, stolpert mir eine Langhaarmulle entgegen, die wohl dachte, schon im Erdgeschoß angelangt zu sein. Wir schlichten uns schließlich Schulter an Schulter in den viel zu kleinen Lift. Ein paar Sekunden verstreichen. Ich nehme aus Augenwinkeln wahr, wie sie sich in einer unwillkürlich-nervösen Bewegung die Haare aus dem Gesicht streicht. Ich drehe den Kopf und sehe sie an. Sie wirft mir einen kurzen, scheuen Blick zu.

Ich: „Hi."
Wir grinsen beide.
Sie: „Ja hallo!"
Ich: „Hübsch!"
Sie lacht und bedankt sich.
Ich: „Telefonnummer!"
Sie lacht und sagt: „Ok!"

Hihi. Noch eins!

30 – Der erste Schritt ist deine Pflicht

Im Kaffeehaus mit Freunden. Die Bedienung ist süß und hat mich schon beim Reinkommen angelächelt. Ob da was geht? Sie kommt, um die Bestellung aufzunehmen.

Ich: „Sag mir einfach, was ich will."
Sie: „Eine Himbeerschnitte und ein Verlängerter!"

Ich bestelle wie vorgeschlagen. Als sie hinterm Tresen den Kaffee macht, sehe ich zu ihr rüber. In der Tat ergibt sich ein längerer Blickkontakt.

Als sie wieder an den Tisch kommt, erkenne ich an ihrer herzlichen Zugewandtheit, dass ich einfach nach ihrer Nummer fragen kann. Auf ihre Frage, ob alles in Ordnung war, sage ich einfach: „Ja. Themenwechsel, gibst Du mir deine Telefonnummer?"

Sehr subtil.

Wie gesagt, darauf kommt es nicht an.

Noch eins.

Ich sitze mit einem Onlinedate und zwei Bekannten in meiner Lieblingsbar. Wir unterhalten uns laut, haben Spaß, sind offensichtlich der interessanteste Tisch im Lokal. Eine flott gekleidete Thekenmulle in Begleitung mehrerer Freunde guckt zweimal kurz zu uns rüber, dann nicht mehr. Als ich später zur Bar gehe, um etwas zu bestellen, stelle ich mich neben sie. Ich bemerke einen kurzen Blick von ihr, sehe ihr erst ins Gesicht, scanne dann genüsslich und in aller Ruhe von oben bis unten ihren Körper und sage anerkennend: „Scheiße, wo kommst *Du* denn her!"

Sie macht eine Lautäußerung, die an „Ffff!" erinnert.
Ich: „Wie heißt Du?"

Wir kommen ins Gespräch, es geht um Cocktails. Zwei ihrer Freunde lerne ich auch kennen. Ich hole mir ihre Telefonnummer und gehe an meinen Tisch zurück.

Noch eins.

Mag nicht mehr. Meistens ist es simpel! Blickkontakt und **Hallo!** sind alles, was Du brauchst. Die Geschicklichkeit kommt mit der Erfahrung.

Wie komm ich möglichst schnell an möglichst viel Erfahrung?

Insbesondere Anfängern wird häufig empfohlen, ein „kaltes" Ansprechen, also ohne vorhergehende IOIs, massenhaft zu betreiben. Was übrigens das stereotype Bild des PickUppers als nervige Gestalt verschuldet, die in Einkaufszentren zwanzig Frauen pro Stunde anlabert. Viele Männer können sich damit gut die Hörner abstoßen; die Hörner der Angst vor Kontaktaufnahme, Annäherung, Ansprechen und Abfuhren nämlich.

Uff. Und wie genau geht das?

Frauen auf der Straße sind gezwungen, dich in kürzester Zeit aufgrund deiner äußeren Erscheinung zu beurteilen. Also sei normalgewichtig, in Form und zieh dich gut an! Hol dir einen Freund ins Boot oder such dir Gleichgesinnte online; die Verführungslehre nennt solche Jungs *wingmen* oder *wings*. Weist euch gegenseitig die Ziele zu, das motiviert! („Die da drüben!") Die Erfolgsrate beim Kaltansprechen ist notorisch niedrig, selbst sehr gut aussehende Aufreißer müssen hier viele Zurückweisungen einstecken.

Wieso das denn?

Zunächst mal lebt unsere Beute im Bann eines bizarren hormonellen Rhythmus und gerät nur an einer Handvoll Tage im Monat

30 – Der erste Schritt ist deine Pflicht

so richtig in Hitze. Man kann sich das als Mann kaum vorstellen, aber die meisten sind einfach grade nicht übermäßig interessiert. Der Anteil läufiger Frauen ist abends zur Ausgehzeit signifikant höher und Termine haben sie da auch keine mehr; absolviert eure Sessions also auch mal auf dem Weg zum Club!

Zweitens sind Männer, die im öffentlichen Raum Frauen ansprechen, implizit verdächtig. Männer mit gutem Status haben das nicht nötig und Frauen wissen das! Sie haben auch keine Informationen über dich, die diesen Verdacht unmittelbar entkräften könnten. Zum Glück kümmert sie das kein bisschen, wenn sie sich bloß mal eben durchstengeln lassen will <3

Daygame ist hart, bringt aber massig Erfahrung und Spaß machen kann es außerdem! (Außerdem hat es tagsüber gutes Licht, was einschlägigen Irrtümern vorbeugt.) Nicht wenige begreifen Daygame aufgrund des hohen Schwierigkeitsgrads als Königsdisziplin der Verführung. Willkommen an der Ostfront der Liebe, Brudi!

Jaja. Kein Bock auf den Scheiß.

Ihr müsst es ja nicht gleich so übertreiben wie wir PickUpper damals. Beschränkt euch beispielsweise auf Mädels, die allgemeine IOIs abgeben. Kaltansprechen bedeutet auch nicht, mit der Tür ins Haus fallen zu müssen, erprobt auch vorsichtigere Manöver. Oft reicht es, sich physisch anzunähern und Blickkontakt zu suchen.

Schont auch den Ruf.

Daygame vor der eigenen Haustür solltest Du dir selbst in Großstädten gut überlegen. Übrigens, falls es dir um Quasselerfahrung geht: Beim Benützen öffentlicher Verkehrsmittel können sie nicht so einfach weglaufen, man kommt daher leichter in ein Gespräch.

Hehe. Gib maln Beispiel für Kaltansprechen auf der Straße.

Eine Blondmulle mit schönem Fuß kommt mir schnellen Schritts in der Fußgängerzone entgegen und nimmt keine Notiz von mir. Meine Chancen in dieser Situation stehen schlecht: Keine IOIs, das Ziel hat mich nichtmal gesehen und ist obendrein in Eile. Aber ich will nichts unversucht lassen. Wegen dem Fuß!

Wegen des Fußes.

Ruhe. Für gefinkelte Manöver ist keine Zeit, hier braucht es trainierte Reflexe. Ich bleibe stehen und sage: „Hey!"
Sie stoppt und glotzt verdutzt.
Ich: „Cooles Outfit!"
Sie: „Okay ..."

Ich stehe zwei, drei Meter von ihr entfernt und wende ihr immer noch lediglich den Kopf zu. Sie läuft immer noch nicht weg. Ich frage, wie sie heißt. Sie sagt ihren Namen und ich gehe zu ihr.

31 – Wenn Du nicht weiter weißt, tu nichts und schau einfach zu

Nicht nur Anfänger geraten beim ersten Kontakt in Sackgassen: Was sag ich jetzt, was tu ich jetzt, wohin mit meinen Händen?

Wenn das passiert, tu einfach gar nichts. Betrachte sie aufmerksam und lass sie über den nächsten Schritt nachdenken.

Klingt komisch.

31 – Wenn Du nicht weiter weißt, tu nichts und schau einfach zu

Beispiel: Innenstadt, ich komme aus einem Supermarkt. Auf der gegenüberliegenden Straßenseite wartete eine Süßmulle vor einem Haustor. Ich trödle ein wenig, überquere schließlich die Straße in ihrem Sichtfeld und suche beim Vorbeigehen Blickkontakt. Tatsächlich, sie guckt.

Ich werde langsamer und sage: „Hi!"
Sie sagt ebenfalls „Hi!" und sieht mich an.

Ich stehe jetzt direkt vor ihr. Plötzlich Blackout, nicht ein einziger trivialer Satz will mir einfallen! Die Sekunden verrinnen wie Biskuitteig. Ich sehe ihr weiter aufmerksam ins Gesicht.

Sie: „Ja?"
Mir fällt immer noch nichts ein, also sage ich: „Ich weiß nicht."
Wieder vergehen Sekunden. Sie grinst.
Ich: „Gutes Gespräch bis jetzt."
Sie hilft mir: „Es wird eh zuviel geredet!"

Schließlich finde ich mit „Lassen sie dich nicht rein?" auf den Pfad der Liebe, der Wahrheit und der durchfeuchteten Höschen zurück.

Soso.

Brudi, noch in den peinlichsten Momenten mit den Biestern solltest Du aufmerksam bleiben. Der Stunt erlaubt dir, aus Fehlern zu lernen und es beim nächsten Mal besser zu machen. Außerdem sieht Aufmerksamkeit selbstbewusst aus!

32 – Hier das fehlende Kapitel über Gesprächsführung

Wenn dir nichts Besseres einfällt, halt dich an die Basics: Wie heißt Du, wie gehts dir, woher kommst Du, was machst Du so. Die Themen sind in Wahrheit egal! Du musst auch weder den Clown, den guten Freund, den coolen Jungen oder sonstwas spielen. Ein stinknormales Gespräch reicht völlig.

> Stinknormales Gespräch, ok. Und wie geht das?

Die bittere Wahrheit ist, ein Buch kann dir das nicht beibringen. Das geht nur mit jahrelanger Praxis im Umgang mit Menschen aller Art. Also fang an und spring kopfüber in das, was anfangs eher kein Vergnügen sein wird.

> Ach komm. Du hast einfach kein Bock auf das Kapitel hier, oder?

Alright. Um eine versiegende Konversation am Laufen zu halten denk an W-Fragen: *Wie, wo, wann, warum, woher, wohin*. Vom Einpauken lustiger Geschichten und ähnlichem Material rate ich eher ab. Aber wenn Du dich damit sicherer fühlst, tu es!

Dem Anfänger wird außerdem oft empfohlen, mit den Mädels wie mit einem guten Freund zu reden. Nicht etwa, weil das ganz besonders sexy ist. Sondern weil es das Gespräch in ein Gebiet verlagert, auf dem er mehr Erfahrung hat. Probiers halt mal aus. Ein anderer Tipp für Anfänger ist dieser: Rede nicht mehr als sie!

> Ich wär gern ein superwitziger Unterhalter,
> ich seh die Biester so gern lachen <3

Awww, Brudi <3 Aber mit dem Witz ist es wie mit dem Furz: Wenn man ihn erzwingt, kommt Scheiße raus.

33 – Sei offen, freundlich und männlich

Alles klar?

Nein. Was heißt „männlich"?

Männlich, das ist, äh …

Ach, lass es dir doch mystisch verbrämen von einem der Männlichkeitstheoretiker da draußen. Die schreiben hübsch aufgemachte Bücher und geben teure Seminare, da ist bestimmt was für dich dabei.

Mir ist das Ding hier mystisch genug. Also, was ist männlich? Lies nochmal die tägliche, freundliche Erinnerung.

Da steht das auch nicht!

Uff sry, muss Schluss machen, nächstes Kapitel kommt.

34 – Wenns sein muss, hol dir ihre Nummer

Du hast gerade eine nette Mulle kennengelernt, sie scheint dich zu mögen und sich mit dir wohlzufühlen? Eskaliere möglichst an Ort und Stelle! Die dazugehörigen Tipps findest Du weiter unten, etwa ab dem Punkt „Lehn dich ein wenig zurück".

Eine logische Zwischenstation ist das, was die Verführungslehre charmant *Isolieren* nennt. Das ist, wenn Du dich mit ihr an einen ungestörten Ort zurückziehst. Wenn sie dich will, ist ihr jeder Vorwand recht. *Gehen wir eine rauchen?* ist da fast schon raffiniert zu nennen. Auf offener Straße leistet ein *insta-date* ähnliches: **Gehen wir einen Kaffee trinken!**

Der erste Kontakt

Häufig ist eine unmittelbare Fortsetzung aber tatsächlich unmöglich oder aus sozialen Gründen riskant. In Gesellschaft ihrer Freunde etwa können Hemmungen wirksam sein, denen Du vorsorglich ausweichen möchtest. In derlei Fällen beschreite den Umweg über ihre Telefonnummer, einen gebräuchlichen Messenger oder ein soziales Netzwerk.

Wie frag ich sie nach ihrer Nummer?

Ich will deine Telefonnummer! reicht völlig. Warte nicht zu lang, bis Du dich meldest.

Und dann vereinbare ich ein Date?

Das ist die Idee, Brudi. Jede Art von zeitnahem Treffen kommt in Frage, etwa nach dem Muster *Ich mach heute Abend xy, hast Du Lust mitzukommen?* Wenn sie keine Zeit hat, nenn ihr ein paar Alternativen: *Morgen können wir ab sieben auf einen Drink. Freitag und Samstag mach ich was mit Freunden, aber komm einfach mit, die sind lieb!* Scheint sie auch da keine Zeit zu haben, hast Du dich wohl geirrt und sie ist nicht interessiert. Du kannst die Dame dann erstmal abhaken. Du kannst insbesondere bei jungen Frauen zwei Wochen später die Lage prüfen, indem Du ihr eine kurze Nachricht schickst *(hey)*. Sehr selten ergibt sich doch noch ein Date.

Das Date

35 – Triff sie in Gesellschaft deiner Freunde

Was fürne Sorte Date mach ich am besten?

Ist nicht so wichtig, solange die Umstände einen anschließenden Fick erlauben. Diesbezügliche logistische Hürden solltest Du im Vorfeld beseitigen. Und putz nochmal Bad und Klo. Ümpf.

hdf

Aber ich will hier zunächst was anderes bewerben, nämlich anstatt eines klassischen Dates unter vier Augen eine gemeinsame Unternehmung mit Freunden zu machen. Das zeigt den Frauen, wie Du von guten Freunden behandelt wirst! Also von Leuten, die dich kennen, mögen und respektieren. Wenn sie dazu beim ersten Kontakt keine Gelegenheit bekommen hat, hol es beim Date nach.

Wozu das denn??

Wie dich deine Freunde behandeln, lässt die Mullen schnell und zuverlässig deinen Status erkennen. Überhaupt ist das menschliche Sexualverhalten an kleine Gruppen von höchstens einigen Dutzend Menschen angepasst. Der Fickmotor springt dort leichter an! Außerdem entsteht dir auf die Art kein separater Aufwand für Dates. Das wird als Vielficker schnell zum Faktor.

Was genau ihr tut, ist nicht so wichtig. Clubbesuch, Kletterpartie, Konzert, Pilze suchen, eure Pokerrunde. Keine Sorge, gute Freunde gewöhnen sich daran, dass Du gelegentlich mit Frisch-

Das Date

mullen auftauchst. Insbesondere wenn dabei auch mal etwas für sie abfällt! Lass sie also ruhig mit ihrer Freundin antanzen.

So ein Abend kann zu einer sozialen und psychologischen Herausforderung werden. Aber hey, es tut euch gut.

> Ich hör immer „Freunde". Was ist, wenn man sowas nicht hat?

Der Aufbau eines Freundeskreises ist eine langwierige Angelegenheit, siehe den Punkt „Behandle Menschen gut". Wenn Du noch keine Freunde hast oder bei deinen Leuten nur das Arschloch bist, auf dem alle rumhacken, ja klar, dann lass es bleiben und geh zu einem Date unter vier Augen und zwei Hoden. Ansonsten ab in die Gruppe!

> Ich weiß nicht.
> Da bumst sie am Ende wieder Jens, der alte Charmeur.

Warum Du Jens den Erfolg nicht gönnst, hab ich nie verstanden, Brudi. Frag dich lieber, was er richtig macht.

> Er sieht verdammt gut aus.

Scheiße.

> Jo. Ich treff die lieber alleine.

Na schön, aber Einladungen zum Abendessen sind für brave Langzeitfreundinnen und Ehefrauen! (Eine potentielle Ausnahme sind Frauen mit starkem Sicherheitsprogramm, dazu später mehr.) Junge Frauen kannst Du ohne fixes Programm irgendwo im öffentlichen Raum treffen. Lauf mit ihr rum und mach spontanes Zeug. Auf einen Drink in ein angenehmes Lokal ist freilich immer eine Möglichkeit. Such was mit bequemen Ecken, erträglicher Geräuschkulisse und einigermaßen gutem Licht. Und setz dich nach Möglichkeit neben sie anstatt gegenüber!

35 – Triff sie in Gesellschaft deiner Freunde

Unternehmungslustige Gruppen von Touristinnen triffst Du im Rahmen irgendeiner abendlichen Veranstaltung. Das führt häufig zu Dreiern oder Vierern. Natürlich weiß ich nicht, ob Du auf sowas stehst!

> Das ist kein Sabber, ich weine nur manchmal mit dem Mund. Übrigens, wer bezahlt die Drinks?

Gerade besonders geile Mullen Anfang 20 kannst Du bezahlen lassen, denen ist das völlig egal. Ansonsten Du. Aber mach es wie nebenbei. Wenn sie nachfragt, zuck die Achseln: Da denkst Du nichso drüber nach.

> Ich hab keine Kohle.

Dann musst Du wohl bei den Jungmullen bleiben! Scherz, such dir halt einen Job.

Scherz!

> hdf

Merke: Geld spart der vernünftige Mann beim konsequenten Überziehen von Kondomen und dem konsequenten Verweigern von Unterschriften unter weitreichenden Verträgen. Im kleinen Rahmen aber kann er ruhig mal was springen lassen, das fällt nicht ins Gewicht.

> Und wenn sie anbietet zu bezahlen?

Dann nimm das Angebot an. Das ist ein recht zuverlässiges Signal, dass ohnehin nichts laufen wird.

36 – Akzeptiere niemals Absagen am selben Tag

Der Hiatus zwischen erstem Kontakt und Date wird von Frauen gerne für *shit tests* benutzt. Das sind kleine psychologische Stolpersteine und Zurückweisungen, durch die eine Frau Zeit gewinnt und mehr über den Status und die Persönlichkeit des Mannes erfährt. Das Prinzip der Tests rund um das erste Date lautet ziemlich zuverlässig: *Komm ich oder komm ich nicht, hihi!* Es bietet sich einfach an!

Über Shit Tests kannst Du dich freuen, sie sprechen nämlich für ein gewisses sexuelles Interesse ihrerseits. Der häufigste Test vor dem ersten Date ist der Versuch, das Treffen abzusagen.

> Muss das denn ein Test sein?
> Kann ihr nicht tatsächlich was dazwischengekommen sein?

Überstunden, Prüfungen, sterbende Großmütter ... Du kannst nicht wissen, inwieweit das real ist. Du musst ohne diese Information handeln und genau das macht den Test so aufschlussreich. Benutz folgende Faustregel: Kommt die Absage mindestens zwei Tage vor dem Treffen, reagierst Du mit **Hey, kein Problem!** und entziehst ihr in gewissem Umfang deine Aufmerksamkeit: Du kontaktierst sie nicht mehr und reagierst auf eventuelle Kontaktversuche ihrerseits nur langsam und verhalten. Die Verführungslehre nennt das einen *Freeze Out*, und Du beendest ihn erst, wenn sie sich nachhaltig und ernsthaft um ein Treffen bemüht.

Absagen und Verschiebungen ab dem Vorabend hingegen sind zuverlässig Shit Tests. Deine Reaktion sollte hier immer eine Variante sein von **Komm zum Treffen oder das wars**. Die genaue Formulierung überlass ich dir. Gib keine Erklärungen ab, rechtfertige dich nicht.

> Was soll das bringen?

Brudi, erstens wird sie auftauchen und zweitens wird sie schon ein wenig feucht sein. Mach es und danke mir hinterher.

> Und das funktioniert?

Wenn es ein Test ist, ja.

> Was kann es denn sonst noch sein?

Was weiß ich, Brudi. Der hastig abgebrochene Selbsttherapieversuch einer undiagnostizierten Geisteskrankheit? Niemand wird es je erfahren und schon gar nicht Du.

37 – Warte nicht länger als 20 Minuten auf sie

Der zweithäufigste Shit Test beim ersten Date ist die Verspätung.

Es ist acht, Du bist am Treffpunkt, aber sie nicht. Die von ihr angekündigte kleine Verspätung dauert länger und länger. Irgendetwas scheint sie aufzuhalten. In Wahrheit freilich trödelt sie und beobachtet deine Reaktion.

> Was also mach ich?

Schreib ihr nichts, was über ein *Hurry up, girl!* hinausgeht. Beschäftige dich mit irgendwas. Wenn sie innerhalb von zwanzig Minuten auftaucht, erwähne ihre Verspätung mit keinem Wort, es ist dir nichtmal aufgefallen. Wenns länger dauert, beweg dich weg vom Treffpunkt! Bleib aber in der Nähe. Setz dich in ein Café, mach einen Einkaufsbummel oder geh zum nächsten Imbiss auf eine Bosna. Besonders spaßig ist es, wenn Du von dort aus den Treffpunkt beobachten kannst und ihre Verwirrung mitansiehst, wenn sie schließlich auftaucht! Sie wird ihr Telefon zücken und sich bei dir melden. Dirigiere sie zu dir. Sprich die Sache nicht an. Wenn sie nachfragt: Achselzucken.

                    Welche anderen Shit Tests gibt es rund ums erste Date?

Frauen sind da einfallsreich. Sie könnte versuchen, das Treffen mehrfach ein wenig nach hinten zu verschieben, kurzfristig den Treffpunkt zu ändern und dergleichen. Manchmal tauchen sie auch mit einer Freundin auf oder sagen, dass sie gleich wieder gehen müssen. Bleib ungerührt, freundlich und lass ihr den Unfug nicht durchgehen. Wie Du im Detail reagierst, hängt stark von den Umständen ab. Es ist eine Art Spiel und je besser Du es spielst, desto mehr wird sie dich mögen.

Noch Fragen?

                                                      Was ist eine Bosna?

Klappe, Brudi.

38 – Gib und kleide dich ähnlich wie beim ersten Kontakt

Sie geht auf ein Date mit dir. Irgendwas an dir muss ihr gefallen haben. Du kannst nicht wissen, was genau. Behalte deine äußere Erscheinung daher im Großen und Ganzen bei. Gerade sehr junge Frauen unterliegen bizarren geschmacklichen Anwandlungen!

39 – Lehn dich ein wenig zurück

Bildlich gesprochen, Du verstehst? Ohne Erwartungen zu einem Date zu gehen und dich in ihrer Gegenwart zu entspannen; das funktioniert erst mit einiger Erfahrung. Wenn Du die noch nicht hast, tu es einfach trotzdem!

> Danke, Alter. Sehr nützlich.

Du musst ihr nichts beweisen, Du musst sie nicht beeindrucken, Du musst sie nicht unterhalten. Ob Du die Braut am Ende ins Bett kriegst, ist wahrscheinlich längst entschieden! Du musst auch nicht sofort vorwärtsdrängen, sie ist ja nun da und wird so schnell nicht weglaufen. Frauen mögen uns nicht für das, was wir tun. Sondern für das, was wir sind und was wir haben. Chill dich und genieß die Zeit mit ihr.

> Mir liegt hier ein anderes, äh, Werk von dir vor. Da steht, man muss tatsächlich alles Mögliche machen: witzig sein, Geschichten erzählen, gute Körpersprache zeigen, irgendwelche Frames halten ...

Ja, so sieht das bei erfahrenen Jungs aus. Bei denen kommt das von innen. Aber all das zu erlernen, wäre ungeheuer aufwändig und würde im Ernstfall wahrscheinlich ohnehin nicht funktionieren. Befolge die tägliche, freundliche Erinnerung! Damit kommt das irgendwann von alleine.

40 – Achte auf Anzeichen von Anziehung

Wie schon beim ersten Kontakt achtest Du auch während des Dates auf Anzeichen von Anziehung, also spezielle IOIs. Ein Treffen mit ihr alleine an einem angenehmen Ort macht IOIs leichter erkennbar. Was immer sie jetzt tut, tut sie wegen dir. Die folgenden speziellen IOIs kannst Du auf Dates besonders häufig beobachten:

Sie versucht, hübsch zu sein. Sie versucht sich zu qualifizieren, also sich und ihr Leben in einem günstigen Licht zu präsentieren. Sie zeigt eine lebhafte Körpersprache. Sie zeigt dir ihren Körper; etwa indem sie sich auf ihrem Platz zurücklehnt und streckt. Sie lacht über deine Witze und versucht selbst humorvoll zu sein. Sie berührt dich wiederholt: Sie klaubt ein Haar von deiner Schulter, streift dich wiederholt mit ihren Beinen unter dem Tisch oder sitzt nach dem Toilettenbesuch plötzlich noch dichter an dir dran als zuvor. Sie scheint viel Zeit für dich zu haben. Sie ermöglicht Situationen, in denen ihr unbeobachtet seid. Sie stellt dir persönliche Fragen. Sie schlägt gemeinsame Tätigkeiten vor. Sie schlägt ein zweites Date vor. Sie steigt in dein Auto. Sie wechselt mit dir die Location, begleitet dich beispielsweise in eine andere Bar.

All das sind Einladungen zur Eskalation, siehe den folgenden Punkt „Vorwärts immer, rückwärts manchmal"! Wie immer gilt: Wenn Du dir nicht sicher bist, eskaliere und beachte ihre Reaktion. Mach ihr beispielsweise ein Kompliment oder berühre sie beiläufig, indem Du ihr im Gespräch eine Hand auf die Schulter legst.

41 – Vorwärts immer, rückwärts manchmal

Als Mann bist Du das aggressiv-aktive Prinzip der menschlichen Sexualität, die Frau stellt das hemmend-selektive Prinzip dar. Salopp gesagt versuchst Du sie zu ficken und sie sagt ja oder nein oder auch erstmal ein bisschen von beidem. Diese Logik zieht sich durch alle Phasen einer Verführung! **Du gehst daher Schritt für Schritt vorwärts, bis Du erkennbar zurückgewiesen wirst.** Zum Prinzip Eskalation siehe den Punkt „Der erste Schritt ist deine

Pflicht". Jede erfolgreiche Verführung ist das Produkt männlicher sexueller Aggression und positiver weiblicher Selektion!

Warum hat mir das mein Vater nie gesagt?
Weil er selber keine Ahnung hat. Überleg doch mal, er hat Mutti geheiratet! Anfänger sollten ein paar Mal bis zur unmissverständlichen Zurückweisung gehen. Ein genervtes „Lass mich in Ruhe!" sollte jeder junge Mann einmal gehört haben, das erdet! In der Praxis ist das gar nicht so leicht zu erreichen, Frauen suchen gerne schonende Zurückweisungen, die tatsächlich freilich eher der Wahrung anderweitiger Interessen dienen. Kennzeichnend dafür ist das Gefühl, von einer Frau in einer Warteschleife gehalten zu werden. Wenn das passiert, lass gut sein und belass es bei freundschaftlichem Umgang. Sexuell gibts hier erstmal nichts zu gewinnen für dich. Als Freundin aber gibt dir die Dame Social Proof und das ist niemals verkehrt.

Auch Fortgeschrittene holen sich stets ihre Abfuhr, allerdings erkennen diese Männer mangelndes weibliches Desinteresse zuverlässig und können ihre Bemühungen daher viel früher einstellen.

Mit sehr jungen Frauen lohnt sich eine gewisse Hartnäckigkeit. Sie schiebt deine Hand weg, als du ihr beim Knutschen ins Höschen fassen willst? Mach einen Schritt rückwärts auf der Leiter der Eskalation und knutsch weiter. Ein paar Minuten später, wenn sie wieder küsst als wollte sie dich auffressen, versuchst Du die Höschennummer einfach nochmal. Und sowieso am darauffolgenden Freitag, wenn sie auf der Geburtstagsparty ihres besten Freundes ein, zwei Bier zuviel hatte. Oder ignorier sie zwischendurch ein wenig und widme dich anderen Mädels! Ein bisschen Konkurrenz ist nie verkehrt.

Bei älteren Frauen hingegen ist Wankelmütigkeit selten und Du kannst dir weitere Anstrengungen sparen, wenn sie blockt.

Sexuelle Zurückweisung früh zu erkennen und die Bemühungen auf aussichtsreichere Kandidatinnen zu verlegen, ist eine der nützlichsten Fähigkeiten, die Du mit zunehmender Erfahrung erwirbst.

42 – Geh auch mal vom Gas ...

Du musst nicht ohne Unterlass vorwärts drängen wie die Offense beim American Football. Wirf gelegentlich einen Rückwärtspass! Wende dich auch mal anderen Dingen zu, bis sie deine Aufmerksamkeit wieder auf sich lenkt. Lass Pausen im Gespräch entstehen, ohne dir Mühe zu geben, die Stille zu füllen.

Das entspannt wohltuend die Lage.

43 – ... aber bremse niemals vor grünen Ampeln

Wenn sie dich jetzt gerade sexy findet, nach zwei Gläsern im gemütlichen Weinlokal um die Ecke, nutzt Du besser deine Chance und nimmst sie mit nach Hause.

Es ist eine Wahrheit, die Vielficker aller Herren Länder bestätigen werden: Offene Tore schließen sich schnell und nicht selten für immer.

Wenn Du es versäumst, eine gut angefeuchtete Frau zu beschlafen, versuch es so schnell wie möglich nochmal, am besten innerhalb von Stunden! Lass ihr keine Zeit, auf andere Gedanken bzw.

Hormone zu kommen! Wenn das unmöglich ist, mach dir eine Markierung im Kalender, um dich nach drei bis vier Wochen Funkstille nochmal zu melden. Das maximiert die Chance, sie nochmal ähnlich rollig zu erwischen.

44 – Nimm ihre Hand

Dieser Eskalationsschritt sei Anfängern empfohlen, die Probleme haben, zum Kuss überzuleiten. Jepp, greif dir erstmal ihre Patschehand! Wenn sie das mag, ist sie auch bereit für einen Kuss. Sieh ihr in die Augen, greif dir ihren Kopf und küss sie.

Hm. Alternativen?

Wie sie dich kriegt, ist ihr egal. Du kannst ihr auch einfach sagen, was sie tun soll.

„Küss mich?"

Ja. Und vorher „Komm mal näher ran", „Lass mich deine Augen sehen", „Zieh den BH aus" oder was immer Du dich nicht traust.

Der Witz am Befehls-Trick ist, dass Du die Hosen voll haben kannst und es sieht trotzdem selbstbewusst aus.

45 – Nimm sie unter einem Vorwand mit nach Hause

Wenn ihr ein wenig geknutscht habt, sagst du *Lass uns hier verschwinden* oder ähnliches. Führ sie ohne weitere Erklärung in deine Wohnung. Wenn sie Fragen stellt, bring irgendeinen Vorwand: *Wir gehen zu mir, da ist es bequemer / und gucken Akira / und probieren den Wein, von dem ich dir erzählt hab / und hören das neue Album von Tool / whatever.* Es ist egal. Ihr wird jede Ausrede recht sein, wenn sie Lust auf dich hat. Wenn ihr schon gut in Hitze seid, geht auch problemlos *Sonen Ständer hatte ich zuletzt von Jane Fonda in „Barbarella", lassma ficken gehen!*

In der Wohnung angekommen machst Du zwei Drinks, Musik und ansonsten dort weiter, wo Du beim Date aufgehört hast. Das Prinzip Eskalation ist alles, was Du dazu brauchst. Und dreh die Heizung etwas höher!

Das neue Album von Tool, jaja.

Bald, Brudi.

Riskiere ich irgendwas, wenn ich schnell mit ihr im Bett lande?

Nein. Ob Du sie für ein Abenteuer willst oder für den Rest deines Lebens, ist bedeutungslos.

Aber vielleicht will ich mir ja selbst mehr Zeit lassen bis zum Sex?

Viel Spaß und viel Glück dann. Es ist gefährlich, eine Frau ungeknackt heimgehen zu lassen, obwohl sie bereit für Sex gewesen wäre. Frauen sind Nussschalen auf den hormongepeitschten Ozeanen ihrer Gefühle, ihre Lust auf dich könnte schon morgen verflogen sein.

46 – Kenne deinen und ihren Körper

Brudi, ich kenn dich doch. Du willst nicht bloß ficken. Du willst dieser Superstecher sein, dessen Name die Schnittchen ehrfurchtsvoll verfluchen, wenn sie morgens zur Bushalte humpeln.

46 – Kenne deinen und ihren Körper

Hör auf meine Gedanken zu lesen.

Dann fang am besten nochmal ganz von vorne an. Was soll das verklemmte Rumgefummel im Halbdunkel? Mach Licht und sieh dir alles gut an. Fühle, rieche, schmecke! Alles was da errötet, anschwillt, sich erhitzt und Säfte absondert, soll dir mit allen Sinnen vertraut sein.

Dazu braucht es erstmal ne Gelegenheit.

Ich weiß, ich weiß. Hartnäckige Nichtfickerei trennt dich von jeder praktischen Erfahrung und im Ernstfall hast Du dann null Plan und stellst dich entsprechend dämlich an. Aber was will man machen?

Ich hab auch sonen kleinen Schwanz. Ist das ein Problem?

Ach vergiss es. Mit deinem Penis schämst Du dich vielleicht in der Herrendusche, dafür kannst Du jede Scharmuta ungeachtet ihres Formats in allen erdenklichen Lagen und Launen durchhämmern, ohne dass sie sich hinterher die Gebärmutter entknoten lassen muss. Ist auch was wert!

Scharmuta <3

Glaub bloß nicht, guter Sex beruhe ausschließlich oder auch nur vorwiegend auf Technik. Die wichtigste Zutat für einen guten Fick ist weibliches Begehren. Jepp, wenn sie noch beim dritten Orgasmus das ganze Haus wachstöhnt, liegt das, sorry, vielleicht nicht nur an deinen überragenden technischen Fähigkeiten. Wenn Du besser ficken willst, kümmer dich um einen hübscheren Körper und ein interessanteres Leben. Tägliche, freundliche Erinnerung.

Ich komm auch immer so früh, was mach ich da?

Nachmittags 30mg Morphin, dazu eine halbe Viagra kurz bevor sie bei dir eintrifft und einfach mal staunen was möglich ist!

Scherz, hüstel. Dein verschämtes Getue ist auf jeden Fall viel schädlicher als deine Schnellspritzerei! Genieß deinen Orgasmus und geh halt später nochmal ran.

47 – Vertrau dem Tier in dir

Regel Nummer 1: Tu mit ihr, was Du willst.

Aber sie soll doch auch ihren Spaß haben! Dann mach einen Massagekurs, Brudi. Soweit es aber um Sex geht, richte dich erstmal ganz nach den eigenen Wünschen und leg mit aller hoffentlich vorhandenen Begeisterung los. Frauen können ihre Lust erst so richtig genießen, wenn sie merken, dass Du die deine genießt.

Soso. Es entspannt sie. Sex ist für Männer das Endziel, für Frauen hingegen fangen mit dem Sex die Probleme erst an. Zumindest war das ein paar tausend Generationen lang so. Wenn sie sehen, wie verfallen Du ihnen bist, wird ihnen leichter ums Herz! Ist genetisch. Also, mach wie Du willst. Kooperation kommt später.

W-was will ich denn. Böse Gedanken gibts nicht, steh zu deinen Perversionen und mach dir Gedanken, wie sie ohne Dauerschäden für alle Beteiligten umzusetzen sind. Für ihre Wünsche gilt dasselbe; noch ihre kränkste Phantasie ist völlig in Ordnung so.

47 – Vertrau dem Tier in dir

Ihre Pornos können eine gute Inspirationsquelle sein. Lass dir zeigen wozu sie masturbiert, erkenne die zugrundeliegenden Themen und verwandle sie in Varianten, die auch dich erfreuen! Naheliegend ist grundsätzlich, beim Sex Dinge auszuleben, die im Alltag tabuisiert sind: Macht, Schmerz, Gefahr.

Steck dir die SM-Nummer, ich mag Blümchensex.

Brudi, fick um Himmels willen wie Du es für richtig hältst. Aber eine schöne Frau zu sein kann verdammt langweilig sein. Die ganze Welt verbiegt sich für die Biester. Sei ein Gentleman und verschaff ihr wenigstens im Bett Abwechslung! Schnapp dir die Kleine und hau sie richtig weg. Es muss klatschen!

Falls Du es härter magst, fang gelinde an. Bevor Du etwa Schellen austeilst, gib ihr erstmal einen Klaps auf den Arsch und nenn sie „Schlampe", wenn Du sie das nächste Mal von hinten nimmst. Ihre Reaktion wird Bände sprechen und erspart unnötiges Gelaber.

Schadet ein harter Fick nicht den besonders zarten Seelen?

Nein. Alles, was Spaß macht und nicht dauerhaft schädigt, ist ok. Frauen ertragen und genießen dreimal mehr, als brave Jungs wie Du es ahnen. Sie lässt dich schon wissen, was zuviel ist! Lass nichts nach draußen dringen, was ihre Rolle als braves Mädchen gefährdet und streichle hinter verschlossenen Türen weiter die Hure in ihr. Es tut euch gut!

Sonst noch was?

Lecken ist beta <3

Und die Technik?

Steht im Internet.

48 – Sei hinterher lieb und diskret

Ja, Du hast sie grade geschustert wie kaputte Stiefel. Jetzt aber kehr zurück in den Alltag und behandle sie wieder anständig. Wenn Du sie schnell loswerden willst, sei wenigstens freundlich: *Muss dich jetzt leider rausschmeißen, ich muss noch was erledigen / morgen früh raus / mit meiner Zimmerpalme allein sein / whatever.*

Und halt verdammtnochmal die Schnauze über das, was passiert ist, auch vor deinen Jungs! Chill, es spricht sich sowieso rum, dass Du gut was wegfickst. Sex soll der geheime Garten sein, den Du mit den Mädels deiner Wahl betrittst, um ihn hinterher wieder abzuschließen.

In dieser Art vorzugehen könnte dir schnell den Ruf eines Chromklasse-Fickers einbringen. Viele Frauen haben einen geilen Fick bitter nötig in dieser Welt voll kreuzbraver Jungs. Sei nicht überrascht, wenn sich eine Schlange bildet.

Notorisch Nützliches

49 – Kenne das weibliche sexuelle Programm

Was will eine Frau? Ok, das wusste nichtmal Sigi. Und glücklich der Mann, der aufhört zu versuchen es rauszufinden. Von der weiblichen Sexualität allerdings müssen sich Männer heute möglichst früh eine möglichst ungeschönte Vorstellung verschaffen, um schwerwiegende lebensplanerische Fehler zu vermeiden. Folgendes Modell funktioniert ganz gut.

Das sexuelle Programm der Frau ist angeboren, weltweit gleich, läuft teilweise unbewusst ab und besteht aus zwei Teilen:

Erstens sucht die Frau einen genetisch vorteilhaften Mann als Sexualpartner („Alpha-Programm"). Dieses Programm gewinnt während der wenigen fruchtbaren Tage des weiblichen Zyklus an Gewicht und sorgt für Kinder mit guter Genetik. Es wird durch die **überwiegend erblichen Attraktivitätsmerkmale** des Mannes angesprochen: Symmetrisches Gesicht, männliche Charakteristika, gesunde Haut, guter Haarwuchs, Körpergröße, Knochenbau, Muskulatur, Aggressivität, Intelligenz, Kreativität. Dein Einfluss hierauf ist naturgemäß beschränkt, eine Verbesserung ist aber durchaus zu erzielen, siehe dazu vor allem den Abschnitt „Dein Körper". Im Zuge der zunehmenden Härte des sexuellen Wettbewerbs gewinnen höherschwellige Maßnahmen wie der Gebrauch von Steroiden und männliche Schönheitschirurgie an Bedeutung. Falls Du gerade Medizin studierst, denk über eine Spezialisierung nach!

<3

Notorisch Nützliches

Ein starkes Alphaprogramm erkennt man bei Frauen an der Zunahme allgemeiner IOIs: Geselligkeit, Partylaune, sexy Kleidung, lange Ausgehnächte, Onlinedating-Offensiven. Charakteristisch ist die Schnelligkeit bei der Anbahnung von Sex: Grade kennengelernt und eine Stunde später liegt sie auf dem Rücken? Du hübscher Bastard hast ihr Alphaprogramm angesprochen! Typisch sind auch diese plötzlichen, hormonell befeuerten Beschleunigungen: Vor zwei Wochen hast Du sie auf einer Geburtstagsparty kennengelernt, ihr habt bisschen rumgemacht, aber mit dir nach Hause wollte sie nicht. Heute schreibt sie dir plötzlich und teilt zwischen den Zeilen mit, dass sie grade in der Nähe ist.

Das Alphaprogramm anzusprechen führt zu großer sexueller Abwechslung und vielen guten Ficks ohne zuverlässige Wiederholbarkeit und ohne längerfristige gute Behandlung durch die Frau. Hast Du dich schonmal drüber gewundert, warum ausgerechnet gutgebaute Typen, die regelmäßig ne feine Clubstute mit nach Hause nehmen, so oft Frauen verachten und sich über mangelnde weibliche Zuneigung beschweren? Hier hast Du den Grund. Auch wenn es der Frau nicht bewusst ist, ihr Ziel sind seine Gene. Und die sind schnell besorgt.

Bei dir vielleicht.

Klappe, Brudi. Angenehm ist freilich der geringe psychologische Druck. Frauen mit starkem Alphaprogramm versuchen nicht zu binden, müssen keine Fassade aufrechterhalten oder die Situation kontrollieren. „Endlich mal eine unkomplizierte Frau!", hört man die nutznießenden Männer oft sagen. Oder, insbesondere von Jungs, die von der Ex jahrelang mit Sexentzug kontrolliert wurden und gar nicht wissen, dass es Ficks ohne Preisschild gibt: „Die ist ja voll die Nymphomanin!"

49 – Kenne das weibliche sexuelle Programm

Zweitens sichert sich die Frau ab, indem sie ihren sozialen Status ausbaut und ranghohe Männer und deren Ressourcen an sich bindet („Sicherheits-Programm"). Dieses Programm erstarkt während der langen unfruchtbaren Phase des weiblichen Zyklus und wird durch die **Ressourcen** eines Mannes angesprochen, also Statusmerkmale, die Transfer oder Teilhabe erlauben: Bildung, Job, Geld, Macht, Ansehen, Beliebtheit, einflussreiche Freunde. Die Abgabe dieser Ressourcen an geliebte Frauen ist uns Männern angeboren, die Verführungskunst nennt das *commitment*. Um Frauen gleichsam auf den Zehenspitzen zu halten und Liebesbeziehungen zu prolongieren, kannst Du diesen Vorgang bewusst verzögern; siehe dazu den Punkt „Dosiere Commitment".

Das Sicherheitsprogramm ist nichts weiter als das vorübergehende Nachlassen des Alphaprogramms; man könnte es auch schlicht Vernunftprogramm nennen. Es bewirkt das niemals endende Verlangen der Frau nach Schutz, Stabilität und dem Ausbau ihrer gesellschaftlichen Position. Als schwaches und langsames Geschlecht war die Kontrolle des persönlichen Umfelds evolutionshistorisch von zentraler Bedeutung und begründet die psychologische und soziale Überlegenheit der Frau.

Das Sicherheitsprogramm anzusprechen führt zu Beziehungen mit Frauen. Die Natur dieser Beziehungen kann freundschaftlich, fürsorglich, sexuell und alles Mögliche andere sein. Entscheidend ist, was ihr geeignet und ausreichend erscheint, um dich zu binden bzw. von deinen Ressourcen zu profitieren.

Die Ausprägung der beiden Programme schwankt stark!

Erstens, wie erwähnt, mit der Zyklusphase: In der fruchtbaren Zeit unmittelbar vor dem Eisprung werden die Biester so richtig horny und suchen mit Nachdruck den Schwanz des Gewinners der Genlotterie. Achte mal drauf, an welchen Tagen deine Kumpelin besonders hübsch zurechtgemacht ist und sich besonders darüber ärgert, dass ihre Freundinnen solche Langweilerinnen sind. Oder check anhand des Nachrichtenverlaufs, wann sich deine glücklich verheiratete Fickbeziehung letztes Jahr besonders häufig zur Schwanzung gemeldet hat. Während der unfruchtbaren Zeit davor und danach hingegen lässt ihre Geilheit nach und ermöglicht vernünftiges, absicherndes Verhalten.

Zweitens spielen die politischen und persönlichen Umstände eine gewichtige Rolle: Die Geborgenheit eines stabilen Wohlfahrtsstaates und die Absicherung durch Ausbildung und Berufstätigkeit erlaubt die Betonung des Alphaprogramms. Hingegen zwingen starke Konkurrenz am Partnermarkt, sozialer Druck und andere Risiken Frauen dazu, verstärkt an Sicherheit zu denken.

Drittens ist das Sicherheitsprogramm umso stärker, je weniger attraktiv die Frau ist. Es erstarkt daher altersbedingt mit dem unabwendbaren Verfall der weiblichen Schönheit. Die Wirkung ihrer straffen Brüste, knackigen Ärsche und faltenfreien Gesichter hält adretten Jungmullen den Rücken frei für die unbeschwerte Jagd auf den hübschesten Schwanz. Was soll passieren, die Typen stehen Schlange! Mit der ersten Ahnung von der Vergänglichkeit allen Gewebes in der zweiten Hälfte der Zwanziger gewinnt der Sicherheitsaspekt langsam an Bedeutung. Spätestens Mitte 30 denken dann auch echte Schönheiten an Absicherung. Frauen sind wandelnde Sensoren für männliche Aufmerksamkeit und haben daher eine gute Vorstellung davon, wie lang sie rumficken können, ehe sichere Pfade beschritten werden müssen.

Alter, ist das kompliziert.

49 – Kenne das weibliche sexuelle Programm

Ruhe. Die flexible Dualität von Alpha- und Sicherheitsprogramm ist der Kern der weiblichen Sexualität. Der feuchteste Traum der Frau ist die Befriedigung beider Programme durch denselben Mann, also mit dem genetischen Gewinner zu schlafen und ihn an sich zu binden, um seine wertvollen Ressourcen zu sichern. Siehe diverse Märchen. Da aber attraktive Männer schwer beherrschbar sind und beherrschbare Typen selten attraktiv, braucht es in der Praxis einen Kompromiss oder eine Verteilung der beiden Programme auf verschiedene Männer, Milieus oder Lebensabschnitte; etwa nach dem in letzter Zeit vielzitierten Muster *alpha fucks, beta bucks*. Weiblicher Liebeskummer lässt sich zuverlässig auf das konflikthafte Scheitern solcher Lösungen reduzieren.

Weibliche Sexualität ist anpassungsfähig, variantenreich, verschwiegen und durch das monatlich-zyklische Nachlassen der sexuellen Lust in erheblichem Ausmaß fähig zu langfristiger Planung. Und sie ist ungedeckelt: Das Verlangen der Frau nach dem noch schöneren Mann und dem noch besseren Leben endet so wenig wie unseres nach der nächsten hübschen Muschi.

All das liegt freilich verborgen unter einem dichten Tarnnetz aus gesellschaftsfähigen Rationalisierungen und Beschönigungen. Männer erhaschen für gewöhnlich nur ausnahmsweise einen nicht selten schmerzhaften Blick auf die wahre Natur der weiblichen Sexualität. Besonders häufig werden Männer vom Wechsel der Prioritäten zwischen den Programmen überrascht. Wenn die Freundin plötzlich andere Dinge will und sich nach jahrelanger Beziehung mit verblüffender Mühelosigkeit trennt, glauben Männer gern, es mit einem besonders kaltherzigen und unmoralischen Exemplar Frau zu tun zu haben. Tatsächlich war und ist diese Flexibilität ein angeborener Bestandteil der Sexualität einer jeden Frau auf diesem Planeten und in etwa so verdammenswert wie Appetit und Schläfrigkeit.

      Kommt es nicht auch auf ihre Persönlichkeit drauf an?

Nein. Frauen sind wie ihre Geschlechtsorgane: Im Detail recht verschieden, aber prinzipielle Überraschungen gibt es kaum. Sieh dir so eine Vulva mal genau an. Was siehst Du?

      Ein konkurrenzlos hässliches Organ?

Verfügbarkeit, Brudi! Vielseitigkeit. Kontrolle. Lust als Option. Und viele, viele Geheimnisse!

      Jetzt wo Du es sagst.

Brudi, die Biester wollen höchstens vorübergehend dasselbe wie wir und sind uns typischerweise mindestens einen Schritt voraus. Krieg das besser in die Rübe rein und sieh nicht immer überall gleich Einhörner. Alles andere kommt später gern richtig teuer: Emotional, sozial, finanziell.

      Jaja.

Viel Glück, Brudi.

50 – Kenne das männliche sexuelle Programm

Der ruhmreiche Anführer des Rudels sein, mit möglichst vielen, möglichst jungen und möglichst schönen Frauen schlafen und einzelne besonders junge und besonders schöne auf charakteristisch hartnäckige Weise über lange Zeiträume hinweg zu lieben und zu beschützen, damit der gemeinsame Nachwuchs überlebt.

Ende des Kapitels.

50 – Kenne das männliche sexuelle Programm

Lieben tun Frauen auch.

Ihre Kinder, ja. Aber Männer? In jungen Jahren ist der Unterschied nicht immer deutlich zu erkennen. Der Unerfahrenheit geschuldete Irrtümer im Liebesbetrieb können sehr ähnlich aussehen. Tatsächlich aber verlieben sich Frauen oberflächlicher als wir und kommen entsprechend schneller über Liebesbeziehungen hinweg. Brudi, wenn Du Liebe willst, geh zu Mutti! Romantische Liebe ist ein männliches Phänomen, von dessen potenzieller Tiefe Frauen keine Ahnung haben.

Sexist.

Benutz mal deinen Kopf, Brudi. Welchen evolutionären Sinn hat es, Menschen zu lieben, die ohnehin stärker und schneller sind als Du? Liebe ist ein Trick von Mutter Natur, damit wir nicht auf Frauen und Kinder vergessen, wenn der Säbelzahntiger kommt. Hast Du schonmal Liebeskummer gehabt und von ner Mulle die Frage gehört: *Hast du sie wirklich geliebt oder nur die Gefühle gemocht, die sie in dir ausgelöst hat?* Genau so empfinden sie es selbst.

That's not true! That's impossible!!

Brudi, romantische Liebe ist unser Ding. Sie zu genießen und unter ihr zu leiden ist das Schicksal unseres Geschlechts.

Na toll.

Männliche sexuelle Probleme sind zuverlässig reduzierbar auf *Er will, aber sie nicht (mehr)* und als besonders problematisch erweist sich regelmäßig die unerschütterliche liebevolle Fixierung auf eine bestimmte Frau; die Verführungskunst nennt das *Oneitis*. Beeinflussen kannst Du das kaum, die Natur will es so. Genausogut kannst Du versuchen, kraft deines Willens Löffel zu verbiegen oder schwul zu werden! Was dir allerdings gelingen könnte: Deinen Frust über unerwiderte Liebe in konstruktive Bahnen lenken. Dazu ist er nämlich da. Er soll uns motivieren, unseren Status zu verbessern.

Und das geht wie genau? Betätige dich im Sinne der täglichen, freundlichen Erinnerung, siehe den Anfang und das Ende dieses Buches.

Sexuell leer ausgehende Männer hat es immer gegeben. Die Gewinner verbreiten ihre Gene mühelos auf eine nahezu unbegrenzte Anzahl Frauen. Daher die männliche Tendenz zu Risiko und Wettbewerb; wir sind quasi die Giftküche unserer Spezies. Jemand beginnt einen globalen Atomkrieg? Vermutlich ein Mann. Jemand heilt Krebs? Vermutlich ein Mann. Mit dem Strom zu schwimmen ist keine Option, wenn Du ordentlich ficken willst! Das gilt heute mehr denn je, siehe den Punkt „Bedenke die Zeiten und Sitten".

51 – Bedenke das Alter einer Frau

Schöne junge Frauen jagen den Alpha, weniger schöne und junge suchen Sicherheit.

Sehen wir uns das genauer an. Es folgt ein grober Überblick für überdurchschnittlich hübsche Frauen in westlichen Gesellschaften der Gegenwart.

bis 21: Die Sexualität dieser Frauen liegt noch glühend in der Esse ihrer Erschaffung, man erlebt alles Mögliche mit ihnen. Alpha- und Sicherheitsprogramm befinden sich im Zustand ihrer experimentellen Erforschung. Instabilitäten aller Art und eine seltsame Phase folgt der anderen. Geisteskrankheiten gelangen im

51 – Bedenke das Alter einer Frau

harten, blauen Licht der Jugend zu prächtigster Blüte. Statussymbole wie dicke Karren, teure Uhren und Co. sind vergleichsweise wirksam, die Mädels haben noch nicht gelernt, genauer hinzusehen. Viele Langzeitbeziehungen nehmen ihren Anfang mit Frauen dieser Altersgruppe.

Das Senden und Empfangen sexueller Signale funktioniert oft noch nicht mit letzter Routine. Abfuhren sind weniger endgültig, etwas Hartnäckigkeit kann sinnvoll sein. Dem Ficker zuträglich ist, dass sehr junge Frauen ihren sexuellen Marktwert eher unterschätzen, auf der Suche nach Erfahrungen sind und außerdem noch nicht wissen, wie wenig sie in dieser Welt geben müssen. Dementsprechend gibt es hier Schnäppchen zu erhaschen. Viele Männer wissen nicht, wie gut Frauen sein können, bis sie mal eine junge ausprobieren! Junge Frauen sind bisweilen das Luminar, das dir die versunkene Welt weiblicher Liebesmagie zeigt.

w-was

Ruhe. Wenn Du selber noch jung bist: Rein ins Vergnügen und keine Angst vor den wirklich hübschen Exemplaren. Für den alternden Verführer gilt paradoxerweise dasselbe, denn nicht selten wird zwischendurch ein Opa ausprobiert. Sei dieser Opa! Und lass dir die Sache nicht vermiesen; eine Siebzehnjährige zu lieben ist keine Körperverletzung und auch sonst nicht schädlich! Schuldgefühle machen dir diesbezüglich nur missgünstige Nichtficker und alternde Frauen mit Konkurrenzangst, die aus eigener Erfahrung wissen, wie schnell sich junge Schenkel öffnen. Benimm dich anständig, halt dich an das gesetzliche Mindestalter und die Husos sollen sich ins Knie ficken!

Nerven dich die Gören nicht?

Ach Brudi. Nerven tun sie alle. Ob dich die Beschränktheit von Kaum-Volljährigen mehr abstößt als die Hybris der Frühzwanzigerinnen oder die sexuelle Marketenderei der allmählich Verfallenden, kann ich nicht wissen.

Falls Du dich vervielfältigen willst: Junge und unerfahrene Frauen sind die besseren Mütter; zumindest für die Väter. Tatsächlich wird dir jedes Bisschen Zeit nützen, die deine Frau abseits vom westlichen Partnermarkt verbracht hat. Von der stumpfen Tatsache abgesehen, dass sie zehn Jahre länger frisch bleibt.

21 bis 25: Auch Partyjahre genannt. Die weibliche Attraktivität erreicht ihren Gipfel, diese Frauen sind *der* Preis schlechthin am Partnermarkt. Sie benehmen sich gerne wie unsterbliche absolute Herrscherinnen des Erdkreises und sind es wahrscheinlich auch. Das Alphaprogramm läuft auf Hochtouren, das Sicherheitsprogramm spielt kaum eine Rolle. Tief hängen diese Trauben für Alpha-Männer! Wenn Du gefällst, wirst Du auch gefickt und darfst dir dabei alles erlauben. Dein eigenes Alter ist kein allzu großer Faktor, in dieser Kohorte kannst Du wildern bis zum Ruhestand. Rechne bloß nie damit, dass sich dieses Paar Beine auch kommende Woche noch für dich öffnet! Gute Behandlung und Langzeitbeziehungen bekommst Du eher von etwas jüngeren und etwas älteren Frauen. Wenn Du aber schöne Körper im schnellen Wechsel knallen willst, ist die Bedeutung dieser Schicht kaum zu überschätzen. Ohne selbst über einen heißen Körper oder überragenden Status zu verfügen, wird das allerdings ein feuchter Traum bleiben. Diese Mädels selektieren wie Haubenköche am Thunfischmarkt.

51 – Bedenke das Alter einer Frau

Natürlich gibts nicht nur bildschöne Frauen dieses Alters. Der Rest ist entsprechend leichter zu knacken und dir vielleicht trotzdem hübsch genug.

Beschaffung: Tinder, Party, Club, Uni.

25 bis 29: Erste Ahnungen von Sterblichkeit und einsetzender Konkurrenz durch jüngere Frauen führen zu einer Neuordnung der sexuellen Ziele. Das Sicherheitsprogramm erstarkt allmählich. Bestehende Langzeitbeziehungen werden beendet, wenn die Frau an ihre Chance auf Verbesserung glaubt. Erste unbeholfene Versuche, Sex zu verkaufen: Der Prozentsatz zweiter Dates vor dem ersten Fick nimmt zu.

Frauen dieses Alters machen die ersten Schritte auf der Suche nach einem exit-Szenario. Der erfahrene Verführer reagiert darauf, indem er seinem Verhalten eine kleine Menge Commitment beimengt, siehe den folgenden Punkt.

30 bis 35: Eine notorisch schwierige Gruppe für den Gewohnheitsficker: Nervig, teuer, trocken und die Dates erinnern an Bewerbungsgespräche. Vor dem Hintergrund eines unweigerlich verblühenden Körpers regiert das Sicherheitsprogramm mit eiserner Faust. Nichts soll nun zusätzlich die verblassende Außenwirkung trüben, sie ist die bravste und liebste und klügste und es war nie anders! Sex wird zu einer Handelsware, deren Verknappung gerne als Tugend maskiert wird. („Blasen tu ich nur meinem fixen Freund einen!" - natürlich Unsinn, sie hat früher mehr Schwänze gelutscht als Bonbons.) Ein kontrollierbarer Mann aus der zweiten Reihe sieht plötzlich beinahe interessant aus. Auf ungezähmtes Alpha-Verhalten reagieren solche Frauen abwehrend. Abendliche Dates werden nicht selten von vornherein abgelehnt, um nicht irrtümlich schwach zu werden.

Viele Verführer machen einen großen Bogen um die Singles dieser Altersgruppe, insbesondere im Online-Dating, wo sie massiv vertreten sind.

> Kann ich denen nicht Heirats- und Zeugewilligkeit vorspiegeln, sie durchficken und abhauen?

Keine Ahnung, ob Du das kannst. Frauen sind dazu geschaffen, Männer zu durchschauen. Sonderlich lustig stell ich mir das auch nicht vor. Als rundum solider Typ über 30 allerdings liegt dieses Spiel ziemlich nahe. Für ein Beispiel siehe den Punkt „Dosiere Commitment". Und mach um Himmels willen einen Gummi drauf.

Alternativ beschlaf ab 30 nur Frauen mit befriedigtem Sicherheitsbedürfnis; also vor allem fremdgehende und glücklich geschiedene Mütter. Die haben Geld wie Heu und den Hauptteil ihres Gemeckers schluckt irgendein braver Gehörnter im Hintergrund. An der Lende juckt es dann wenigstens zwischendurch wieder auf die altmodische Art.

35 bis 40: Mit unbefriedigtem Sicherheitsprogramm sind diese Frauen ebenso schwer erträglich wie ihre Geschlechtsgenossinnen Anfang 30.

Die meisten Frauen dieses Alters haben aber bereits Kinder bekommen und sich durch Heirat abgesichert. Die ficken dann gern nochmal wie Amin in Dschiddah. Bedien dich, ehe das Fleisch für immer verdirbt!

über 40: Von furchtlosen Grenzgängern hört man Ermutigendes! Endlich um des eigenen Körpers willen gefickt werden, für viele Männer geht da ein Traum in Erfüllung. Hier brauchst Du, abgesehen von einem möglichst hübschen Körper und einem funktionierenden Schwanz, höchstens Vorkenntnisse in Astrologie. Schwerkraft ist Schwerkraft und Histologie ist Histologie, aber der Rest ist oft verblüffend gut in Schuss. Beschaffung: Fitnessstudio, Tanzkurse, Mütter von Freunden und Freundinnen von Müttern. Auch online recht gut vertreten. Die Konkurrenz ist gering. Wenn die Frau Generaldirektorin den bösen Blick auspackt, lach ihr ins Gesicht, das braucht sie!

Vorsicht bei Singles über 40, die sind gerne mal nachhaltig kopfkaputt und haben viel Erfahrung damit, es zu verstecken.

52 – Dosiere Commitment

Commitment – von diesem Schlüsselbegriff aus der Verführungslehre war schon vereinzelt die Rede. Mit einem Wort lässt er sich nicht übersetzen: Bindung? Engagement? Verpflichtung?

Commitment ist, wenn Du eine Frau an deinen Ressourcen teilhaben lässt. Das Bedürfnis dazu entwickelst Du instinktiv, wenn Du in sie verliebt bist.

Wie sieht Commitment in der Praxis aus?

Hier ein paar Beispiele, wild und quer: Ihr Liebe schwören, ihr Treue versprechen, eine zärtliche Umarmung in der Öffentlichkeit, für sie kochen, ihr Geschenke machen, ihr Komplimente machen, ihr Blumen mitbringen, nett zu ihren hirnlosen Freunden sein, nett zu ihren missratenen Kindern sein, ihr Zugang zu deinem

Freundeskreis verschaffen, beim Date länger als zwanzig Minuten auf sie warten, ihr ein Getränk ausgeben, ihr täglich fünfmal schreiben, gut über sie reden, eure gemeinsame Zukunft ausmalen, den Grundriss des zu erbauenden gemeinsamen Hauses auf einer Serviette in einem teuren Restaurant skizzieren, einen sicheren Job haben, ein gemeinsames Konto einrichten, pünktlich und zuverlässig sein, normal und stabil wirken. Ihr Zeit und Aufmerksamkeit widmen. Ihr Bestätigung geben. Am Morgen danach Kaffee machen und sie zur Arbeit fahren. Sie zum Abendessen einladen, sie bei dir einziehen lassen, ihre Kinder bei dir wohnen lassen, sie heiraten, ihr deine Kreditkarte geben …

Uff.

Diese um Statusteilhabe, Bevorzugung, Versorgung und Schutz kreisenden Verhaltensmuster sind uns angeboren, weil sie die Überlebenschancen unserer Kinder erhöhen bzw. der Kinder, von denen wir hoffen, dass es unsere sind.

<3

Die Aussicht auf dein Commitment kann Frauen mit hohem Sicherheitsbedürfnis motivieren, dich gut zu behandeln.

Das ist gut, oder?

Kommt immer drauf an, was Du wofür bekommst. Betrachte dein Commitment als Kapital, das es auf einem völlig deregulierten Markt clever zu investieren gilt. Aufgrund der lückenhaften Informationslage gibt es dabei häufig einen gewissen Zockerfaktor. Beispiel: Zum Date mit der hübsch zurechtgemachten Single-Mutter Mitte 30 trägst Du Hemd, bist freundlich und gibst ihr mit absoluter Selbstverständlichkeit drei Cocktails in einer Top-Bar

52 – Dosiere Commitment

aus. Gut möglich, dass Du die eine ganze Weile nur mit einer Rettungsschere aus deinem Bett kriegst.

<3

Ein häufiger Fehler besteht darin, die Frau im Liebesdusel mit zu viel und zu schneller Zuwendung zu verwöhnen. Menschen gut zu behandeln, die einem ohnehin schon zu Füßen liegen, war evolutionär kein Erfolgsmodell. Diese Tatsache hat sich in aller naturgemäßer Erbarmungslosigkeit in das genetische Gedächtnis der Frau eingeschrieben. Frauen tun für Männer immer nur so viel, wie es nötig erscheint!

Auf der anderen Seite könnten von dir vernachlässigte Frauen mit unterversorgtem Sicherheitsprogramm frustriert weiterziehen.

Es geht also um die richtige Dosis.

Und um glaubwürdige Versprechen, Brudi. Die Kunst besteht darin, Frauen möglichst lange im Zustand des aussichtsreichen Kampfes um dein Commitment zu halten. Anders ausgedrückt, nimm ihr weder die Gründe, sich um dich zu bemühen, noch die Hoffnung, dich irgendwann vollständig gewinnen zu können. Derart in Schwebe gehalten sind sie erst so richtig hübsch!

Anbetungswürdig.
Wie erkenne ich Frauen mit ausgeprägtem Sicherheitsprogramm?

Das Leitsymptom ist Langsamkeit. Vernünftiges, verzögerndes Verhalten bei der sexuellen Annäherung. Denk an Dates, die einem Vorstellungsgespräch ähneln. Oder wenn sie dich wiedersehen will, obwohl sie dich beim ersten Date zurückgewiesen hat. Überhaupt alle Versuche von Verzögerung auf dem Weg zum ersten Sex, eventuell bei gleichzeitig vorhandenen Signalen sexuellen Interesses. Sie reißt sich am Riemen, um ihren Sex verkaufen und Kontrolle über dich erlangen zu können.

Aufschlussreich sind außerdem Alter und Schönheit der Frau. Zuverlässig tief im Sicherheitsprogramm befinden sich Singlefrauen ab Anfang Dreißig. Diese Frauen treffen Vorkehrungen für die Zeit nach ihrem körperlichen Verfall und suchen verstärkt kontrollierbare, freigiebige, ehewillige Männer aus der zweiten Reihe. Wink mit Commitment, wenn Du in sone Muschi reinwillst! Mit Übung kannst Du auf diese Art als solider Typ ein erstaunliches Maß an guter Behandlung und sexueller Abwechslung genießen.

Ein Bekannter farmte auf diversen Online-Portalen einst eine ganze Menge leidlich ansehnlicher Anfangdreißigerinnen. Er beschrieb seine Technik sinngemäß folgendermaßen: „Ich benutze dazu ein eigenes, etwas glatter und glänzender wirkendes Profil; zum Beispiel mit einem Foto im gutsitzenden dunklen Anzug von der letzten Hochzeitsfeier. Job und Ausbildung frisiere ich ein wenig. Im Kontakt bin ich freundlich und lade sie gleichmal zum Abendessen ein. Ich rede von meiner Sehnsucht nach Stabilität, meiner Arbeit oder den Häusern, die ich bald bauen will; dem Jupiter zum Gelächter. Andeutungen reichen, bloß nicht übertreiben, das riechen sie! Wenn sie nach ein paar Wochen heißer Liebe anfängt zu bitchen, sag ich überrascht und geknickt, dass es gefühlsmäßig nicht passt und ich nicht wüsste wieso. Dann geh ich zur nächsten. Das Internet ist voll mit denen! Das einzige Problem ist, dass es oft mehrere Dates braucht bis zum ersten Fick."

Wie böse.

Willkommen im Dschungel.

52 – Dosiere Commitment

Begreifen die nicht, dass sie verarscht werden? Durchschaust Du Lippenstift, Make-Up und Pushup-BHs? Irgendwie schon, oder? Aber wirken tut es trotzdem, wenns gut gemacht ist. Genauso verhält es sich mit dem Commitment eines passablen Burschen gegenüber Frauen im Sicherheitsmodus. Frauen stoßen außerdem nur selten auf konsequent angewandte männliche Sexualstrategien und rechnen dementsprechend nicht mit gekonnter Täuschung.

Ich glaube nicht, dass ich das mit meiner Vorstellung von ehrenhaftem Verhalten vereinbaren kann.

Gut, denn mehr anständige Männer mit besten Absichten ist genau das, was wir hier brauchen im Dschungel der freien Liebe. Die schmecken am besten!

xD

Brudi, es ist ein schmaler Grat mit diesen Frauen. So viel Commitment wie nötig, um von ihrer süßen Liebe zu kosten. Aber nicht mehr! Sonst kannst Du dir die nächste nicht leisten.

Kelb.

Wenn Du Rücksicht nehmen willst, sortier die Damen zeitnah wieder aus. Falls es dich beruhigt, die meisten hätten dich noch vor fünf Jahren mit dem Arsch nicht angesehen.

Sprich nur für dich.

Brudi, Commitment ist die einzige bewegliche Ressource, über die Du als Mann verfügst in Sachen Liebe; außerdem der einzige Hebel, mit dem Du das Verhalten deiner Mädels beeinflussen kannst. Lerne so früh wie möglich, Commitment klug und eventuell gegen die Eingebungen deines Instinkts aufzuwenden.

Und sei auf der Hut: Die westliche Gesellschaft kennt zahlreiche Mechanismen, dir die Kontrolle über dein Commitment langfristig zu entziehen, allen voran die Ehe. Als braver Junge läufst Du Gefahr, unter allseitigem beifälligem Nicken für den Rest deines kurzen Lebens geknechtet zu werden zum Vorteil eines Systems, von dem Du nichts zu erwarten hast.

Jaja.

Männer haben Freude daran, für geliebte Frauen zu sorgen. Wenn Du guten Status hast und es dir gelingt, die großen Fallen in unserer Gesellschaft zu umgehen, kannst Du das bis ins hohe Alter genießen. Heirats- und Zeugungsstreik heißen erstmal die Direktiven und gegen sie verstoßen darfst Du erst, wenn Du genau weißt, was Du tust.

53 – Bedenke die Zeiten und Sitten

Kühl ist er, der Dschungel der freien Liebe, und die Männer darin sehen überwiegend hübsch verloren aus. Die Welt, für die sie geeignet wären, gibt es nicht mehr. Die meisten Jungs sehen null Muschi und verstehen nichtmal wieso. Vielleicht haben die Pessimisten unter den Anthropologen Recht und die Ehe war die Reaktion auf eine Katastrophe, an die sich keiner mehr erinnert. Hehe. Wenn die gerechte Verteilung junger Dinger an die Männer Zivilisationsbedingung ist, sind wir hübsch gefickt, das sag ich dir!

Ein Liebesleben zu haben wird allmählich zum Privileg einer schmalen Schicht besonders attraktiver Männer. Bis der Sex aus der Dose kommt oder dir der Backlash zu einer Zwangsehe verhilft, wirds aber noch dauern. Du kannst heute alt und grau wer-

53 – Bedenke die Zeiten und Sitten

den, ohne je vom süßen Nektar echter weiblicher Liebesbemühungen gekostet zu haben! Wenn Du nichts unternimmst, bleiben dein Bett und dein Herz mit hoher Wahrscheinlichkeit kalt.

> Soso. Und der Grund?

Wir haben eine Gesellschaft errichtet, in der wir für die Biester nutzlos geworden sind. Der einzelne Mann hat einer Frau in aller Regel nichts Nennenswertes anzubieten. Die männliche Nichtfickerei dürfte außerdem inzwischen wirtschaftlich unverzichtbar sein: Gib einem Mann ein liebevolles Mädchen und er lässt das Telefon für 1000 Euro im Geschäft, das kannst Du mir glauben.

Die Anklage der unterfickten Jungs erschöpft sich in täglicher Masturbation. Sie schämen sich lieber still und akzeptieren ihre tägliche Denunziation als Tätergeschlecht, anstatt durch offene Kritik den eigenen sexuellen Misserfolg einzugestehen.

Junge Männer wissen es nicht mehr, aber Frauen sind in der Lage, ihr Umfeld auf Jahre in Wärme und Zärtlichkeit zu baden, wenn es sich lohnt. Tut es aber nicht mehr. Den Frauen im Westen sind die Motive abhanden gekommen, durchschnittliche Männer aus einem anderen Grund zu vögeln als Anfang Dreißig ein paar Mal im Rahmen ihres 1-Kind-Familienprojekts.

Frauen können heute all ihre sexuellen Ziele inklusive Familie erreichen, ohne sich jemals um mehr als eine Spermaprobe bemüht zu haben. All die einst überlebenswichtigen weiblichen Gaben, die uns Männern so unendlich gut tun, werden zunehmend nutzlos: Geduld, Güte, Einfühlungsvermögen. Die Fähigkeit, Trost, Ablenkung und Entspannung zu spenden. Männliche Aggression umsichtig in sinnvolle Bahnen zu lenken.

Vorsichtig zu sein ist für Frauen überflüssig geworden. Noch die halsbrecherischste sexuelle Entscheidung bleibt folgenlos dank des dichten staatlichen Sicherheitsnetzes: Im schlimmsten Fall bezahlt ihr jemand die Wohnung.

> Wir Männer genießen doch auch die Sicherheit in unserer Gesellschaft.

Ja, nur ist sie völlig irrelevant für unseren sexuellen Erfolg. Bei den Frauen hingegen stillt sie ein elementares Bedürfnis, für das ursprünglich einzelne Männer gewonnen werden mussten. Einen veritablen Vergnügungspark für Schlampen haben wir da gebaut, Brudi! Und die weibliche Sexualität ist in ihrem Triumph derart verschwiegen, dass bisweilen selbst seit Jahren trockengelegte Nichtficker glauben, im Patriarchat zu leben.

Die Schicht der Männer, zu deren Ressourcen Frauen begehrend aufsehen können, wird immer schmäler. Frauen sind Männern heute rechtlich gleichgestellt, gut ausgebildet und durch Berufstätigkeit wirtschaftlich unabhängig. Das reduziert den Anreiz, Männer mit Sex und guter Behandlung bei Laune zu halten. Einen festen Freund zu unterhalten hat für hübsche, junge Frauen inzwischen jeden Sinn verloren.

> Bau der Alltagsprostitution doch ein Denkmal bitte.

Klappe, Brudi. Um von Frauen überhaupt bemerkt zu werden, musst Du heute hoch hinaus. Status ist in unserer Gesellschaft stabil, hoch gestaffelt und dank technischer Hilfsmittel ausgesprochen sichtbar. Während der Großteil der Männer völlig leer ausgeht, blüht die Vielweiberei in einem Ausmaß, das unter den größten Fickern unserer jagenden und sammelnden Vorfahren nur fassungslosen Neid erregt hätte. Ein König zu sein und es

53 – Bedenke die Zeiten und Sitten

verlässlich zu bleiben, war ohne Haus, Kühlschrank und Polizei nämlich ziemlich schwierig.

Jaja. Zwar wird nach Kräften dagegengehalten mit dem Märchen von der wahren Liebe, einer Dressierung des Mannes von klein auf, der Heiligsprechung jeder noch so gesellschaftsfeindlichen weiblichen Regung, der routinierten Ächtung von Warnern sowie der Story, es tobe ein Geschlechterkrieg. Tatsächlich aber ist die gesellschaftliche Zähmung der weiblichen Sexualität nahezu vollständig erodiert und etwa die Ehe, diese notwendig auf Zwang basierende kulturelle Höchstleistung, die noch bis vor kurzem einen durchaus gangbaren Weg für brave Jungs darstellte, für Männer inzwischen ein Beschiss monströsen Ausmaßes.

Vor allem Anfangzwanzigerinnen sind für ihre männlichen Altersgenossen heute völlig außer Reichweite. Wenn der Hafer sticht, gehen die Mädels online, um sich von einem attraktiven Vielficker stösseln zu lassen; die Effizienz der Apps wird in den kommenden Jahren weiter steigen. Die Absicherung besorgen sie durch Ausbildung und Beruf in gewissem Umfang selbst. Mit Anfang Dreißig dann spannen sie einen der jahrelang vernachlässigten, von weiblicher Zuneigung vollständig entwöhnten Männer unter günstigen Konditionen für Kind und Kohle ein. Der Vater kann danach jederzeit aus seiner Familie eliminiert werden; dafür gibt es nicht selten obendrein einen finanziellen Anreiz in Form von Unterhaltszahlungen. Weibliche Alleinerzieherei, in einer atomisierten Gesellschaft für Söhne durch die Abwesenheit eines männlichen Rollenvorbilds eine potenzielle Katastrophe, wird gefördert und heroisiert.

Schuld an allem ist der Feminismus, oder?

Wenn dich Hexenhass ruhiger schlafen lässt, bitteschön. Wenn dich die tatsächlichen Gründe für deine Übervorteilung interessieren, denk stattdessen an Waschmaschinen, Geschirrspüler, hormonelle Verhütung, Pille danach, Abtreibung, Eherecht, Globalisierung, Individualisierung, Internet und all die anderen harten, normativen Fakten der jüngeren kulturellen Vergangenheit.

> Was haben Männer noch anzubieten?

Unerreichbar für Frauen bleibt der männliche Körper selbst; das ist der tiefere Grund für die zunehmende Bedeutung guten Aussehens bei Männern und die überall aus dem Boden schießenden Fitnessstudios. „Was ein Mann schöner is wie ein Aff, is ein Luxus" hieß es vor nicht allzu langer Zeit – wie unendlich fern das klingt!

Im Gedränge um die wenigen begehrenswerten Männer steigt freilich auch der Konkurrenzdruck unter Frauen. Aber Frauen sind Kamele in der Wüste der Sexlosigkeit und Altersarmut und Alterseinsamkeit scheinen unendlich fern. Die Hauptlast tragen wir Männer, die Frauen auch heute noch ihr ganzes Leben lang ohne Unterbrechung für gelebte Sexualität brauchen.

> Frauen brauchen doch auch Männer für ihre Sexualität!

So sehr, wie wir sie? Fünf Tage pro Monat vielleicht, wenn der Hormonkompass auf Schwanz steht.

> Was ist mit Familie?

Dahin gibt es für Männer im Westen keinen vernünftigen Weg mehr. Unter den systemisch verhohlenen Drohungen finanzieller Ruin und Kindesentzug winken Lebensumstände, die an Versklavung grenzen. Männer sind in der Praxis genau dann und nur so lange Väter, wie die Mütter das für richtig halten.

53 – Bedenke die Zeiten und Sitten

> Dann müssen wir wohl Abtreibungen verbieten, die Unis für Frauen sperren, putschen und Krieg anfangen! Vergiss nicht, in der Zeit zurückreisen und Djerassi zu erschießen!

Ach Brudi, vergiss es. Mit wesentlichen Veränderungen ist nicht zu rechnen, bis eine umfassende Krise einsetzt oder Männer guten Sex anderswo bekommen als bei Frauen aus Fleisch und Blut. Der dafür nötige technische Durchbruch, vor allem im Bereich künstliche Intelligenz, scheint nicht direkt vor der Tür zu stehen. Die Frage ist also, was Du tun kannst, um bis dahin trotzdem sowas wie ein Liebesleben zu haben.

> Ja was denn.

Nach oben um jeden Preis, Brudi. Tägliche, freundliche Erinnerung! Die weiter unten im Buch näher ausgeführten direkten Alternativen lauten Prostitution, strategische Auswanderung und das Einstellen der sexuellen Bemühungen, etwa nach japanischem Vorbild („Sōshoku Danshi"). Es kann bei nachteiliger Ausgangslage mehr als angezeigt sein, sich eine halbwegs gemütliche Nische zu suchen.

> Defätist.

Wenn Du kämpfen willst, sieh dich um Himmels willen vor, die Pfade sind tückisch. Die drei folgenden Punkte im Buch umreißen das Nötigste, um nicht völlig unter die Räder zu kommen: Keine monströsen Verträge unterschreiben, geisteskranke Frauen meiden und Verhütung unter allen Umständen selbst besorgen.

Abgesehen davon ist es dasselbe Rattenrennen wie eh und je: Männer erproben ihren Nutzen an der Welt und Frauen selektieren die Erfolgreichen. Nur den Schwierigkeitsgrad hat unlängst jemand auf Nightmare gestellt.

Juhu.

Brudi, wenn Du es schaffst, dich über die Masse zu erheben, kannst Du heute sexuellen Erfolg in historisch beispielloser Fülle und Vielfalt genießen. Dazu braucht es Risikobereitschaft und auch mal Ellbogen. Und ist das Schöne an der Zivilisation nicht gerade, dass es reicht, wenn sich die anderen benehmen?

Nein, ist es nicht.

Wir sehen uns auf den Barrikaden.

Ich dich zumindest.

54 – Unterschreib nichts

Der Weg des Nichtfickers ist gepflastert mit unüberlegten Unterschriften: Ehen, Vaterschaftsanerkennungen, ungedeckelte Bürgschaften, gemeinsam abgeschlossene Mietverträge …

Brudi, es ist meist keine gute Idee. Denk in Ruhe über alles nach, informier dich und vergiss nicht, stets zweimal zu masturbieren, bevor Du einen Kugelschreiber zur Hand nimmst.

Das könnte am Standesamt Probleme machen.

Ja, aber wem? Eines kann man über alle Feinheiten des Eherechts hinweg sagen vom Heiraten im zeitgenössischen Westen: Es ist für Männer in den meisten Fällen eine schlechte Idee.

Was hast Du gegen die Ehe?

Nichts Brudi, ganz im Gegenteil. Die Ehe dürfte die Eintrittskarte der Menschheit in die Zivilisation gewesen sein. Die Regulierung der Sexualität nach dem Prinzip *Jede(r) kriegt eine(n)* machte enorme Mengen an Arbeitszeit und Energie frei. Der nötige ge-

54 – Unterschreib nichts

sellschaftliche und wirtschaftliche Druck auf die Ehefrauen wurde im Laufe der vergangenen rund zweihundert Jahre allmählich abgebaut, während jener auf die Ehemänner lediglich maskiert wurde. Übriggeblieben ist eine Männerfalle.

> Das musst Du erklären.

Die Ehe ist das Versprechen eines Besserverdieners, seine Ressourcen mit einem Schlechterverdiener zu teilen und zwar auch dann noch, wenn dieser ihm längst vor Verachtung ins Gesicht spucken würde. Und nur falls das unklar ist: Der Besserverdiener, das bist Du. Denn Frauen heiraten möglichst nach oben. Warum also solltest Du heiraten?

> W-weil ich dann eine Familie haben kann?
> Ich bin ehrlich, zuverlässig, fleißig, zumeist stubenrein ...

Ja, so hat das früher funktioniert, Brudi. Beide Partner waren hinlänglich gezwungen, in dieser Verbindung zu verbleiben und ihre Rollen zu spielen.

Lustig war das schon damals nicht. Und heute lasten die Zwänge überwiegend auf dir. Deine Ehefrau hat nicht nur die Möglichkeit, dich mitsamt deiner Kinder zu verlassen; sie wird dafür nicht selten noch belohnt. Insbesondere droht dies in Staaten, die das Verschuldensprinzip aus ihrem Eherecht weitgehend eliminiert haben, etwa Deutschland und die USA.

> Aber man kann doch einen Ehevertrag machen.

Frau Richterin Doppelname liebt gesetzwidrige Eheverträge, sie sind der Schmuck ihrer Rundablage. Die richtig dicken Dinger (etwa nachehelicher Ehegattenunterhalt) kann man üblicherweise nicht zuverlässig beeinflussen.

> Aber ich will doch für meine Frau sorgen.

Natürlich, denn das liegt uns Männern durchaus im Blut. Es auf unbestimmte Zeit einklagbar zu machen, solltest Du dir allerdings gut überlegen. Es nimmt den Frauen allzu schnell jede Motivation, dich gut zu behandeln. Brudi, versorg deine Frauen so lang und so viel Du willst! Aber halt um Himmels willen so weit wie möglich den Staat da raus.

> Ich will immer noch heiraten. Das ist so romantisch.

Der Wahn ist kurz, die Reu ist lang! Aber wenn es denn unbedingt sein muss, informiere dich über die rechtlichen Details in deinem Land (die Stichwörter sind Gütertrennung, Verschuldensprinzip, Unterhalt, Sorgerecht, Umgangsrecht etc.) und achte darauf, nur geistig gesunde Frauen mit guter Ausbildung in die engere Wahl zu nehmen. So jung und so unerfahren wie möglich sollte sie sein und vielleicht nicht unbedingt die Allerschönste.

> Spielt nicht Kultur eine entscheidende Rolle?

Wenn Du daran denkst, die vielzitierte traditionelle Frau aus Süd bis Ost zu holen, sei auf der Hut. Kultur und Erziehung sind ein Faktor, aber die unmittelbaren Umstände sind bedeutsamer. Soll heißen, dass deine Lucía im Westen schnell zur Luzi wird. Bleib als Legionär der Liebe besser in der Fremde!

So, das sollte nun aber reichen, dich von der Ehe fernzuhalten.

> Immerhin würde ich zuverlässig ficken.

In der Ehe fickst Du nicht, Du *wirst* gefickt. Klingt ähnlich, fühlt sich aber völlig anders an. Glaub mir, in der Ehe gibt es alles Mögliche. Aber keinen Sex! Zumindest nichts, was man guten Gewissens so nennen könnte. Heiraten legt eine Frau nicht flach, sondern trocken.

> Also ich kenne da ein Ehepaar, bei dem läuft es nach Jahren immer noch hervorragend im Bett.

Nein, tut es nicht.

> Aber--

Sie lügen, Brudi. Sie lügen allesamt.

> Aber doch nicht--

Doch, die Männer auch.

55 – Meide die Irren

Du musst so früh wie möglich lernen, irre Fotzen auszusortieren, denn die Gesellschaft lässt ihnen weitgehend freie Hand.

Wer sich im Sinne der täglichen, freundlichen Erinnerung betätigt, wird in Ruhe gelassen. Ein selbstbestimmtes, zielorientiertes Leben nahe an den Menschen ist auf lange Sicht der beste Schutz vor Psychos! Geisteskranke Frauen suchen schwache, isolierte Männer.

> Wie erkenn ich die echten Wahnsinnsmullen?

Hör nicht auf ihr Gelaber, beurteile sie ausschließlich nach ihrem Verhalten. Sieh dir an, wie sie die Menschen in ihrem unmittelbaren Umfeld behandelt, vor allem natürlich dich. Einschlägige Warnsignale sind: Rücksichtslosigkeit und querulantes Verhalten gegenüber Personen, die man ungestraft sekkieren kann. Herablassende Äußerungen über Abwesende. Familiäre Probleme, Geschichten über erlittenes Unrecht, Geschichten über den bösen, lächerlichen oder gefährlichen Ex, passiv-aggressives Streitverhalten, Drama in der Öffentlichkeit, Alleinerzieherei, hohe Schulden, Schwierigkeiten mit dem Gesetz, Quartiernahme in radikalen Weltanschauungen, Drogenkonsum zur Bewältigung alltäglicher Situationen, entstellender Körperschmuck, die Fähigkeit Männer aggressiv zu machen. *Walls of text* via Messenger. Achte auch auf früh geäußerte Warnungen nach dem Muster *Ich bin eigenartig / kompliziert / anders.*

> Oder wenn sie Krankenschwester ist.

Uff, ja. Wenn mehrere dieser Umstände auftreten, solltest Du vorsichtig werden. Irre Mädels werden in der Verführungslehre nach einem hervorstechenden Merkmal unscharf als *LSE (low self esteem,* niedriges Selbstwertgefühl*)* bezeichnet. Eventuell handelt es sich um eine Anpassung an ein von Gewalt oder Vernachlässigung geprägtes Umfeld. Das einzige nennenswerte verbliebene Biotop hierfür ist die Familie, weshalb LSE-Frauen zuverlässig einen problematischen familiären Hintergrund haben. Vorsicht, viele Betroffene haben gelernt sich zu tarnen. Je älter sie sind, desto besser können sie das.

Mit zunehmender Erfahrung wirst Du für subtile Anzeichen empfänglich und kannst die Irren immer früher aussortieren. Irgendwann hinterlassen die früh abgebrochenen Bekanntschaften mit Kaputtmullen nur noch das befriedigende Gefühl, einer Kugel ausgewichen zu sein.

> Was, wenn sie richtig, richtig heiß sind?

Naja, das ist natürlich was anderes! Regelmäßig vergeblich auf sie warten, ein fetter Kratzer im Lack deines neuen Sportwagens, eine kleine Verleumdung vor gemeinsamen Bekannten, ne blutende Wunde im Gesicht nach dem allabendlichen Streit … was ist schon dabei, oder? Solang Du die armen Seelen nicht schwängerst, heiratest oder ihnen sonstwas unterschreibst, gehts vielleicht glimpflich aus! Viele irre Mädels sind außerdem sozial gut vernetzt und als Bekanntschaften nützlich.

Brudi, Du wirst feststellen, dass die meisten Mädels ganz in Ordnung sind. Ein Leben als Futkarli und ironischerweise auch als Ehemann führt dennoch notwendig zu einer Dauerdusche mit weiblichem Wahnsinn, denn noch die gesündeste weibliche Psyche ist aus nächster Nähe und auf Dauer ziemlich schwer zu ertragen. Nimm Drogen, geh in Therapie oder heul dich bei Mutti aus.

Aber am Ende musst Du damit leben. Frauen sind wie Frauen nunmal sind, und die gegenwärtigen Verhältnisse fördern zahlreiche aus männlicher Sicht wenig attraktive weibliche Eigenschaften.

56 – Benutz immer Kondome

Brudi, Du musst Verhütung selbst erledigen. Verlass dich auf nichts, das Du dir nicht eigenhändig über den Schwanz gestülpt hast, wenn Du nicht krank oder Vater werden willst! Insbesondere Sex mit kinderlosen Frauen über 30 ist brandgefährlich!

Und wenn ich selbst Kinder will?

Ein Familienprojekt steht und fällt mit der geistigen Gesundheit der Frau und das kannst Du erst mit viel Erfahrung abschätzen. Schritt 1 auf dem Weg zu eigenen Kindern lautet daher: Versuch was wegzuficken, sammel Erfahrung mit den Biestern! Wenn Du es gerne bequem hast, wartest Du mit Familie außerdem, bis Du über eine Riesenmenge Geld verfügst. Kindermädchen und Co. sind ihren Preis wert! Schritt 2: Junge, schöne Frau finden, reinspritzen und beten, dass sie nicht verhütet oder abtreibt. Schritt 3: Nicht heiraten, zumindest nicht im Westen!

> Verringert das nicht die Chance, mit meinen Kindern Umgang zu haben?

Wahrscheinlich. Aber am Ende hast Du mit deinen Kindern in der westlichen Welt unabhängig von deinem Sternzeichen, deiner Schuhgröße und deinem Familienstand genau so viel Umgang, wie die Mutter das für richtig hält.

> Jaja.

Und vergiss nicht auf Schritt 4: Wenn dir deine Kinder, insbesondere deine Söhne, irgendwas bedeuten, sei ihnen bitte unabhängig von Wohnsitzen, Alimenten und persönlichen Animositäten nach Möglichkeit Vater und Vorbild. Männer, die ohne Vaterfigur aufwachsen müssen, neigen gelinde ausgedrückt zu Problemen. (Sie sind allerdings auch zu ganz außergewöhnlichen Anstrengungen befähigt.)

> Das sollte doch das Kondomkapitel werden hier, oder?

Klappe, Brudi. Wegen der Krankheiten, die Details stehen im Internet. Ich rate dazu, jede zu küssende Lippe, ob im Gesicht oder anderswo, zuvor bei gutem Licht auf Läsionen gecheckt zu haben. Einigen besonders üblen Erregern vermasselst Du mit Kondomen zuverlässig die Tour, also immer schön drauf mit den Dingern.

> Ich kann Kondome nicht ausstehen ...

Niemand mag Kondome, sie sind ein notwendiges Übel und belegen den nahezu inexistenten technisch-medizinischen Fortschritt im Bereich Verhütung für Männer. Du kannst die Verwendung bei der Selbstbefriedigung trainieren. Wenn Du Angst hast keinen hochzukriegen bzw. deine Erektion zu verlieren, nimm Viagra und Co.

Egal wie geil es grade ist: Wenn es sich komisch anfühlt, wechsle das Kondom. Es empfiehlt sich außerdem ein kontrollierender Griff vor dem Abspritzen: Sitzt das Ding noch, wo es sitzen soll?

Dasja voll unentspannt.

Ein Kind auch, Brudi. Vielfickerei ohne stringenten Gebrauch von Kondomen ist Wahnsinn!

57 – Hol dir die Zurückweisung, du feige Sau

Frauen werden dich abweisen, immer und immer wieder; gerade ganz am Anfang, wenn Du deine ersten Schritte aus der Masse der Männer heraus tust. Mit zunehmender Erfahrung wirst Du mangelndes weibliches Interesse immer früher an immer subtileren Anzeichen erkennen, etwa der Reaktionszeit auf deine Kontaktversuche. Aber bis dahin ist es noch ein weiter Weg.

Cope es halt! Bewährte Spender von Trost und Ablenkung sind: Nebenfrauen, Arbeit, Sport, Hobbies, Reisen, Drogen, Musik, Wissenschaft, Hund, Katte, Freunde, Familie, Playsi, Anime, gutes Essen, Porno, Prostitution, Sextourismus und beherztes Rumlügen bezüglich des eigenen sexuellen Erfolgs.

Katte?

Brudi, Liebeskummer ist Mutter Naturs Weg dir zu sagen, endlich deinen haarigen Arsch hochzukriegen. Hass und Frust sollen dich motivieren, mit frischer Aggression rauszugehen in die Welt und das Glück zu zwingen. Wie ein Reflex muss das funktionieren: Mulle sagt nein? Wende dich ab von Frauen und dem Leben zu.

Jaja.
Zurückweisung ist nicht immer leicht zu erkennen. Will sie was von dir oder nicht? Noch als Gewohnheitsficker wirst Du dir diese Frage gelegentlich stellen. Frauen haben selten ein Interesse daran, dir früh und klar eine Absage zu erteilen. Sie wollen dich ja bloß nicht ficken. In einer stabilen Umlaufbahn um ihre Pussy allerdings sorgst du für Aufmerksamkeit, Bestätigung, Schutz, Status, Erheiterung, Zeitvertreib. Wenn Du zeitnah Bescheid wissen musst, eskaliere einfach. Egal wie plump! Ignoriere ihr Geplapper und beachte nur, was sie tut. Zum Prinzip Eskalation siehe den Punkt „Der erste Schritt ist deine Pflicht".

Und nochmal, weils so wichtig ist: Frauen, die nicht (mehr) mit dir schlafen wollen, sind keineswegs nutzlos! Bestrafe Mullen nicht dafür, dass sie dich abgewiesen haben! Behandle sie gut, behalte sie als Bekannte und lass dich mit ihnen sehen. Mit schönen Frauen befreundet zu sein ist supernützlich! Und dir mal eben die Nummer einer Heißmulle zu holen, während die langjährige Ex zusieht, ziert aufs Erfreulichste den Lebenslauf!

58 – Stell dich deiner Eifersucht

Eifersucht sollte ursprünglich verhindern, dass wir uns um die Kinder fremder Männer kümmern. Evolutionshistorisch war sie offenbar ein ausgesprochener Erfolg, sonst wäre sie nicht in jedem Mann auf der Welt angelegt. Im zeitgenössischen Westen und insbesondere in Städten ist Eifersucht völlig sinnlos geworden und vorrangig ein belastendes Ärgernis. Denn selbst wenn man wollte, könnte und dürfte man Frauen heute nicht ausreichend kontrollieren. Fremdschwänze sind überall und glaub mir: Sie macht, was sie will und oft noch weitaus mehr.

Es gibt auch treue Frauen!

Sexuelle Treue ist ein Irrtum, der jedem mal passieren kann. Tritt die Flucht nach vorne an. Lauf nicht weg vor deiner Eifersucht, lass sie zu und lerne mit ihr zu leben! Rede mit Freunden und Bekannten darüber, das hilft!

Gleiches gilt für andere negative Gefühle im Umgang mit Frauen: Trauer, Sehnsucht, Frust, Zorn. Werde vertraut mit diesen Regungen und ihren Auslösern!

59 – Du stirbst und findest es nie raus

Verabschiede dich von deinem Drang nach Gewissheit, wenn es um die Fickerei geht. Weibliche Sexualität ist eine grundsätzlich okkulte Sache, die Verknappung von Information ist Teil des Konzepts. Warum sie Schluss gemacht, Klaus gefickt, dir die Kinder weggenommen oder was auch immer getan hat, bleibt für den Rest der Ewigkeit im Dunkeln. Cope es halt.

60 – Nein, deine Ex bekommst Du nicht zurück

Vergiss es. Wird nicht passieren. Cope es halt.

Aber--

Schonmal „Sara" von Bob Dylan gehört? Also was willst Du machen, freihändig Reckturnen? Wie sehr Du sie liebst, was Du für sie getan hast, dass die Kinder von dir sind und all euer altes Glück – für Frauen ist das bedeutungslos, siehe auch den Punkt „Komm ihr nicht mit Weltraum, Moral und Vergangenheit" weiter unten.

Aber--

Lass es, Brudi. Sie hat längst andere Pläne! Natürlich weiß ich, dass Du dich trotzdem lächerlich machen und erniedrigen wirst. Bring halt keine Platten raus die nächsten Jahre.

hdf

Belebe alte Freundschaften, geh raus, lenk dich ab und mach ansonsten dein Ding. Tägliche, freundliche Erinnerung!

Und ja, es tut weh. Männer sind nicht dazu geschaffen, über Frauen hinwegzukommen.

61 – Schreib alte Nummern an

Im Laufe der Jahre wirst Du als bemühter Hetero selbst bei mäßigem Erfolg einen ganzen Haufen Telefonnummern anhäufen von Frauen, zu denen der Kontakt zu irgendeinem Zeitpunkt aus irgendwelchen Gründen abgerissen ist.

Diese Nummern können in Summe einen ganz erheblichen Wert besitzen! Du kannst die nämlich abgrasen, wenn Du mal wieder unvorhergesehen auf dem Trockenen sitzt.

Wenn dir das nicht die Zeit stehlen soll, willst Du da eventuell eine Routine anwenden. Sowas in der Art vielleicht:

Schreib *hey!* und warte erstmal ab. Wenn sie reagiert, schreib *I want to play a game, you'd be perfect for it*. Reagiert sie mit Interesse, schreib: *I don't see everything yet. We would play on an evening like today, warm, sticky. Maybe you are the first among my slave girls or I'm your pimp and you're one of my whores. I'd use you like a toy or punish you. And maybe be tender in between.*

<3 <3 <3

Sorry wegen Englisch, hatte das grade im Zwischenspeicher. Lass dich nicht von den vielen desinteressierten Reaktionen verunsichern! Schick den kinky shit eventuell nicht wortgleich an ihre Schwester.

Alte Nummern anzuschreiben kann auch dein Sozialleben auffrischen. Wenn Du dich langweilst, schick ein „hey!" an die Kontakte ganz unten in deiner Liste.

62 – Sei mikro-ehrlich und makro-verschwiegen

Eines kann man sagen über die Wahrheit: Sie ist bequem! Probiers doch mal aus. Hör auf zu lügen, wenn deine Freundin fragt, wo Du gestern Abend warst. Das ist fürchterlich mühsam und selten sinnvoll. Konkurrenz unter deinen Frauen hilft dir!

In Verschwiegenheit üben kannst Du dich hinsichtlich deiner langfristigen Ziele. Das braucht wirklich niemand zu wissen, vor allem nicht deine Frauen.

63 – Sei nicht radikal

Nicht falsch verstehen, wir sind uns ja wohl alle einig, wer umgebracht gehört! Aber ein Tipp zur Güte, Brudi: Behalt deine krasseren Überzeugungen für dich. In jungen Jahren schaden dir extreme Positionen kaum, später können zunehmend gesellschaftliche Kollateralschäden auftreten. Der gewiefte Ficker hält das Maul und bleibt stets in Deckung.

> Und schreibt keine frauenfeindlichen Bücher <3

Auf keinen Fall!

64 – Senke deine Standards, aber ziele hoch, vor allem nach hinten

Männliche Standards sind ein faszinierendes Ding. Es ist erstaunlich, wie viele, insbesondere junge, Männer auf Sex mit weniger attraktiven Frauen verzichten. Da ist bestimmt wieder diese Evolution am Werk!

> Was sonst.

Vermutlich war es schon immer nützlich, als junger, unerfahrener Mann nicht gleich die Erstbeste zu schwängern. Wie dem auch sei, bums zwischendurch auch mal was weniger ansehnliches. Senk deine Standards und schau auch altersmäßig über den Tellerrand! Der Fick tut dir gut und Du brauchst die Erfahrung!

> Bäh.

Ich verkauf dir das mal eben. Mit weniger hübschen Frauen ist alles leichter! Frauen kennen ihren sexuellen Marktwert. Die unattraktiven wissen, dass sie anderswo glänzen müssen und viele versuchen es auch. Das bedeutet guten Sex und gute Behandlung für dich! Wenn Du mal nen *richtig* guten Blowjob willst, lass die 8 stehen und geh mit der 5 nach Hause!

Andererseits, hab keine Angst vor sehr schönen Frauen, vor allem nicht, wenn sie unter 20 sind. Du könntest angenehme Überraschungen verpassen in der Art von: *Unfassbar, dass die Kleine was von mir will!*

65 – Komm ihr nicht mit Weltraum, Moral oder Vergangenheit

Das sind nur drei der vielen Dinge, an denen Frauen absolut kein Interesse haben. Der Weltraum gilt als unproblematisch.

Die amoralische Natur des weiblichen Begehrens kann eine bittere Pille sein. Viele Männer sehen Frauen als überirdische Wesen, denen kein Fehl zuzutrauen ist. Oder sie gelangen im Laufe des Lebens zur gegenteiligen Überzeugung, Frauen stünden nur auf böse Buben. Tatsächlich ist Moral einfach irrelevant! Uns steht er ja auch nicht, weil sie mal für den Friedensnobelpreis nominiert war.

Und wegen der Vergangenheit: Frauen machen um der alten Zeiten willen keinen Finger krumm. Nichts, was Du einer Frau getan hast, ob im Guten oder im Bösen, wird dir jemals helfen oder schaden. Für kindergebärende Wesen mit unterlegener Physis sind Loyalität und Nostalgie ebenso wie nachtragendes Verhalten und Rachegedanken ein unleistbarer Luxus und dieser Umstand hat sich tief in das weibliche Verhalten eingeprägt.

Frauen treffen sexuelle Entscheidungen nur aufgrund von Gegenwart und naher Zukunft. Die Vergangenheit dient ihnen als Fundus für Vorwürfe und Modeideen.

66 – Romantische Liebe ist die Bürde und das Privileg des Mannes

Für Frauen ist sexuelles Begehren stets mit Abwägungen und Vorbehalten belastet, das ist naturgegeben. Für uns Männer hingegen ist erfüllte Liebe eine Ekstase des Glücks, die Frauen in dieser Qualität niemals erleben können.

Genieß es, es ist Gottes Segen auf unserem Geschlecht.

Jaja.

Dafür leiden wir auch mehr in Liebesdingen. Müssen wir copen!

67 – Halts Maul

Diskretion ist dem Liebesbetrieb nicht immer zuträglich; zumeist aber bist Du gut beraten, das Gerede über die Fickerei im vertraulichen Umfeld zu belassen. Die Mädels sollten sich darauf verlassen können, dass Du die Schnauze hältst. Das erhöht gemeinhin die Chance auf den Wiederholungsfall.

Die Angeberei erledigen die Mädels und deine Freunde für dich.

68 – Hör nicht auf Frauen

Frauen reden anders als Männer. Nicht der Inhalt, sondern die emotionalen, psychologischen und sozialen Aspekte der Gesprächssituation sind wichtig. Frauen benutzen Sprache, um die Menschen in ihrer Umgebung zum eigenen Vorteil zu lenken. Das Gefühl *Ich versteh sie nicht* kannst Du dabei als Warnsignal vor weiblichen Manipulationen und Kontrollversuchen auffassen. Meistens wirst Du irgendwie verarscht, wenn Du aus einer Frau nicht schlau wirst! Wenn sie verstanden werden will, kriegt sie das hin, glaub mir. Denk an ihr alarmiertes „Es brennt in der Küche!" neulich oder an die sachbezogenen Gespräche mit Kolleginnen am Arbeitsplatz.

Anders ausgedrückt, das Gequassel der Mullen bedeutet einen Scheiß. Wenn Du mit Frauen privat redest, pack die Logik weg und nimm die Biester nicht beim Wort! Beurteile Frauen stets nach ihren Taten, insbesondere dann, wenn diese im Widerspruch zum Gesagten stehen: Ein Mädchen auf ner Party fasst dich bei jeder Gelegenheit an, während sie dir erzählt, wie harmonisch die Beziehung mit ihrem Freund läuft? Sie „macht Schluss" und schreibt dir trotzdem dreimal täglich? Sie „braucht Zeit, um sich über ihre Gefühle klar zu werden" und schlägt sich derweil mit ihrer Freundin die Nächte um die Ohren?

In der Verführungskunst besonders häufig diskutiert werden Shit Tests, kleine psychologische Angriffe, deren wahres Wesen wir PickUpper stundenlang diskutierten, als wir noch Federhüte trugen.

<3

Shit Tests sind ein offenbar angeborenes Verhaltensmuster, mit dem Frauen auf ihr eigenes sexuelles Interesse reagieren. Du kannst sie als ritualisierte Zurückweisung begreifen. Frauen gewinnen damit Informationen über dich und Zeit, um dich zu kontrollieren und in Konkurrenz zu anderen Männern zu setzen. Es soll schließlich der Beste zur Paarung kommen.

> Du kannst es ja immer noch! <3

Über Shit Tests kannst Du dich freuen, das machen sie nur, wenn sie schon ein wenig angefeuchtet sind. Es läuft immer recht ähnlich ab. Sie wird versuchen, dich irgendwie zu verunsichern, zurückzuweisen oder eifersüchtig zu machen. Beispiel: Deine Neue erzählt dir, ihr Ex schicke ihr ständig „romantische Lieder". Tags darauf erzählt sie dir von einem Traum, in dem sie den Ex getroffen und ihm einen gelutscht hat.

> Haha. Und was mach ich da?

Was immer Du willst. Diese Nachrichten mag es gegeben haben oder nicht, den Traum mag sie geträumt haben oder nicht. Es ist egal! Es ist nur ein Vehikel, um dich ein bisschen zu treffen, verstehst Du? Überhör es, lach drüber oder hau auf den Tisch und liefer ne Eifersuchtsszene. Aber vergiss nicht, ihr Verhalten steht im Zusammenhang mit sexueller Energie. Also, wenn Du grade Lust hast, eskaliere. Wirdn guter Fick!

> <3

Noch eine Warnung: Persönliche Ratschläge von Frauen in Liebesdingen sind zuverlässig nutzlos und nicht selten massiv kontraproduktiv! *Never listen to female dating advice* lautet der Grundsatz. Es hilft auch nicht, wenn der Tipp von Frauen kommt, die dir grundsätzlich wohlgesonnen sind: Freundin, Schwester, Mutti.

Frauen raten stets Dinge, die mit den aktuellen eigenen sexuellen Wunschvorstellungen in Zusammenhang stehen. Frauen mit starkem Sicherheitsprogramm werden dir also den Rat geben, harmloser und kontrollierbarer zu sein.

Uff.

Ja, Brudi. Wenn Du wissen willst, welches Shirt dich schärfer aussehen lässt, lass dir ausschließlich von geilen Schnecken raten, die grade ovulieren!

xD

69 – Trainiere deine Pimp-Hand

Als Vielficker mit gutem Sozialstatus stehst Du im Zentrum eines wiederkehrend aufkochenden eifersüchtigen Konkurrenzkampfes. Dem musst Du Grenzen setzen, wenn Du in deinem Leben noch etwas anderes bewältigen willst als dein Liebesleben.

Pimp-Hand heißt, den Frauen in deinem Leben geeignete Rollen zuzuweisen. Benutz dazu Commitment, also deine Zuwendung in Form von Zeit, Energie, Nähe, Aufmerksamkeit, Zärtlichkeit, Schutz und Teilhabe an deinen Ressourcen. Belohne erwünschtes Verhalten mit Commitment und entzieh es, wenn sie sich daneben benimmt! Das zeigt den Frauen, wie sie sich verhalten müssen, um mehr Raum in deinem Leben zu bekommen. Außerdem hemmt die entstehende Hierarchie ein wenig die Reibereien zwischen deinen Mädels.

Dasja einfach.

Sollte man meinen, Brudi. Die meisten Männer scheitern mit der Nummer aber schon bei ihrem Köter.

Wie sieht das in der Praxis aus?

Notorisch Nützliches

An den Rändern deines Harems herrscht ein beständiges Kommen und Gehen. Die Blasemaus vom vergangenen Wochenende mit den zerschnittenen Unterarmen weiß am besten nichtmal, wo Du wohnst. Du nimmst ihre Anrufe nicht entgegen, gehst nicht mit ihr zum Shoppen und planst auch ganz gewiss keinen Urlaub mit ihr. Eventuell darf sie dir demnächst nochmal zeigen, was sie am besten kann.

Die Ungarin, die dir im Frühjahr auf einem Konzert aufgefallen ist, weil sie mit beiläufiger Eleganz eine Fliege auf ihrem Oberschenkel erschlug, hat dir anfangs bei jeder Gelegenheit eine Szene gemacht. Inzwischen weiß sie sich zu benehmen, hat sich das Rauchen abgewöhnt und bei ihrem letzten Besuch einen Blütenstrauß aus dem Park mitgebracht. Zeig ihr, dass sie etwas richtig macht! Überrasch sie mit dem Kleid aus dem Second Hand-Shop, das ihr neulich so gefallen hat oder nimm sie mal zu einer Privatparty im engsten Freundeskreis mit!

Deine stets anständige, geduldige und bemühte Hauptfrau ist praktisch Teil der Familie. Du hörst dir ihren Unsinn an, lädst sie zum Essen ein und verpasst ihr auch mal eine Rückenmassage.

Soll ich zugeben, dass ich andere Frauen habe?

Deine Freunde, deine Zahnbürstensammlung und die überall klebenden Haare verschiedenster Farben und Längen tun das für dich. Schaden tut das kein bisschen, ganz im Gegenteil. Die Konkurrenz unter deinen Frauen erhöht deinen Status und bringt die Biester dazu, dich besser zu behandeln.

Was mach ich bei Eifersuchtsszenen?

Ach Brudi, erzähl ihr was Du willst. Aber gib schnellen Ficks und Nebenfrauen konsequent keine Informationen über höherrangige Damen. (Oft haben sie die leider schon.)

> Ich bin verheiratet. Wie mach ich das mit dem Harem?

Grundsätzlich genauso, die Frage ist nur, ob Du es überlebst. Hey. Weißt Du eigentlich, warum Scheidungen so teuer sind?

> Warum.

Weil sie es wert sind.

70 – Führe Beziehungen

Alle möglichen zwischenmenschlichen Deals kann man mit gewissem Recht so nennen. Ich meine Liebesbeziehungen im engeren Sinn: Eine Frau schließt sich dir an, um dich und deine Ressourcen an sich zu binden. Und Du findest sie verdammt scharf und verliebst dich in sie.

> Ach das.

Liebesbeziehungen sind zeitlich begrenzte sexuelle Kooperationen, deren evolutionärer Zweck offensichtlich mit der Bereitstellung einer idealen Umgebung für die gemeinsamen Kinder zu tun hat. Ein ganz alter Deal ist das: Sie bemüht sich um dich, behandelt dich gut, unterstützt dich, gibt dir Sex. Du versorgst, beschützt und schwängerst sie, kümmerst dich mit ihr um den gemeinsamen Nachwuchs. Wer die Selbstverständlichkeit und Mühelosigkeit erfüllter Liebe einmal erlebt hat, kommt nicht umhin, den Vorgang als naturgewollt zu erkennen.

> Toll. Und wie krieg ich eine Beziehung?

Du musst über Ressourcen verfügen, die von Frauen als wertvoll eingestuft werden, siehe den Punkt „Kenne das weibliche sexuelle Programm". Das ist schwierig geworden, denn nie waren Frauen weniger auf männliche Ressourcen angewiesen als heute, siehe „Bedenke die Zeiten und Sitten".

Aber die menschliche Sexualität hat keinen Deckel. Wenn Du guten Status hast und teuer aussiehst, wird sie versuchen, dich zu binden wie eh und je. Sie wird sich für dich hübsch machen, dir so häufig so nah wie möglich kommen und dir Dinge geben, von denen sie glaubt, dass Du sie anderswo nicht bekommst. Sie wird dir oft schreiben und stets schnell auf deine Kontaktversuche reagieren. Sie wird versuchen, in deinen Freundeskreis zu gelangen oder dich in den ihren zu integrieren. Sie wird für dich kochen, dir Geschenke machen und deinen Schwanz öfter als ihre Zahnbürste im Mund haben. Sie wird deine Launen ertragen, dich zur Schlafenszeit kuschelnd quer durchs Bett verfolgen und morgens erwachst Du alleine – weil sie schon Brötchen holen gegangen ist.

Nice.

Das alles geschieht reflexhaft und ist äußerst charakteristisch, jeder Frauenheld kennt es. Es ist überhaupt das Angenehmste, das man mit Frauen erleben kann! Goldigst sind sie da, einfach zum verlieben. Und formbar: Du kannst ihr Verhalten in dieser Zeit leicht beeinflussen. Lass sie einfach wissen, was Du willst und was nicht! Keine Sorge, sie treibt dafür die Schulden ein, sobald Du nicht mehr von ihr lassen kannst.

<3

70 – Führe Beziehungen

Gleichzeitig wird sie versuchen, dich unter Kontrolle zu bringen. Die Verführungslehre nennt diesen Vorgang *Betaisierung*. Die Palette der Mittel hierfür ist breit: Konditionierung durch Sex- und Liebesentzug, Schuldgefühle machen, Schwäche signalisieren, Angriffe auf dein Selbstbewusstsein, Trennung andeuten, angeblich abgegebene Versprechen einfordern, Bemuttern, in Konkurrenz setzen mit anderen Männern, deine Attraktivität für andere Frauen reduzieren, deine sozialen Kontakte kontrollieren und vieles mehr.

Betaisierung ist ein natürlicher Vorgang, der menschliche Liebesbeziehungen stabilisiert, um die Überlebenschancen des Nachwuchses zu erhöhen. Vorsicht! Sobald sie dich hinreichend kontrolliert, wird sie ihre Energie auf Dringlicheres verwenden als dein Wohlergehen: Die Einrichtung ihrer Wohnung, die Eroberung eines besseren Mannes oder auch bloß die Ausheilung des chronischen Keuchhustens ihrer Nordafrikanischen Elefantenspringmaus (Petrosaltator rozeti).

Die sind so süß. Ich meine: Muss es so kommen?

Betaisierung zu verzögern ist ein klassisches Thema der Verführungskunst, weil es die oben beschriebene Phase bester Behandlung durch die Frau verlängert.

Und das geht wie?

Wahre eine gewisse Distanz. Öffne dich ihr nicht zu früh und mach ihr nicht gleich alle möglichen Zugeständnisse! Triff weiter deine anderen Frauen. Verfolge weiter deine Ziele, vernachlässige nicht deine Freunde, lass sie nicht bei dir einziehen. Behandle sie gut, solang sie sich benimmt, aber hol sie von ihrem Podest, wenn sie dir auf die Nerven geht. Siehe zu all dem den Punkt „Dosiere Commitment".

> Ich hab keinen Bock auf den Psychoscheiß. Kann man nicht einfach eine vernünftige, faire, harmonische Beziehung haben?

Nein, diese Kategorien sind völlig bedeutungslos. Je früher Du das einsiehst, desto besser für dich.

-.-

Brudi, Liebesbeziehungen sind gut für dich. Sie ersparen dir die zunehmend beschwerliche Suche nach Sex und erlauben dir, deine Energie auf andere Dinge zu verwenden. Obendrein sind Langzeitbeziehungen gesellschaftlich akzeptiert und eine hübsche Frau an deiner Seite erhöht dein Ansehen ganz beträchtlich, was einem Dauergutschein für soziale und sexuelle Erfolge aller Art entspricht.

Nirgendwo sonst gibt es derart häufig und zuverlässig Sex wie am Beginn einer Beziehung. Nach einigen Jahren wird das sexuelle Begehren zwangsläufig abgeklungen sein, so will es die Biochemie. Eine Beziehung kann freilich auch danach noch nützlich sein. Männer und Frauen ergänzen sich hinsichtlich ihrer Fähigkeiten grundsätzlich hervorragend.

> Wo krieg ich dann meinen Sex?

In Beziehungen wird gemeinhin der Anspruch auf sexuelle Treue erhoben. Das Spiel kannst Du ruhig mitspielen. Wenn Du deine Frau sehr liebst, wirst Du wenigstens zu Beginn wenig an andere Frauen denken. Später gilt: So ein Fremdfick ist keine Todsünde! Deine Frau kümmert es in Wahrheit kein bisschen, solange ihre privilegierte Stellung an deiner Seite nicht gefährdet ist. Auch dauerhafte Affären sind an sich kein Problem.

> D-das denkst Du dir aus.

Vertrau mir, Brudi. Aber erwarte nicht, dass sie dir das zugibt! Dumm wäre sie, denn mit kaum einer anderen Sache kann man Männer so zuverlässig Schuldgefühle machen. Für uns Männer ist der Seitensprung eine zentrale Angst, denn er zieht in Zweifel, ob wir die Väter der Kinder sind, die wir versorgen. Die weibliche Sexualität kennt dieses Problem nicht, die sexuelle Untreue des Partners stellt für sich keinen Nachteil dar.

Dies ist der wesentliche Unterschied zwischen weiblicher und männlicher Eifersucht: Männliche bezieht sich auf Sex, weibliche auf den Verlust des Partners bzw. seines Commitment.

> Also die Irmi, meine Bekannte, hat mit ihrem Freund Schluss gemacht, weil er fremdgegangen ist!

Nein, hat sie nicht. Das war nur die Geschichte, die sie erzählt hat, weil die tatsächlichen Gründe sehr viel weniger hübsch geklungen hätten.

> Was, wenn ich mich auf Abwegen in eine andere verliebe?

Dann hast Du besser nichts unterschrieben. Halt um Himmels willen den Staat raus aus deinen Beziehungen! Und die Kirche. Und ihre Mutter soll sich ins Knie ficken. Und ihr Therapeut soll die Schnauze halten, der fickt seit den Neunzigern nicht mehr und ist nur neidisch!

> Wie beendet man eine Beziehung?

Unmissverständlich und konsequent, Brudi. Liebesbeziehungen enden, so will es die Natur. Die biochemischen Realitäten sind

Notorisch Nützliches

unleugbar, der Mensch ist nicht als dauerhaft monogames Lebewesen geschaffen.

> Hast Du nicht jahrelang erzählt, man könne die Anziehung in einer Beziehung beliebig lange aufrechterhalten?

Ja, Brudi. Ich hatte keine Ahnung.

Unterm Strich sind aufeinanderfolgende, längere, dem Anspruch nach exklusive Liebesbeziehungen unter gelegentlicher Abhaltung eines sexuellen Picknicks am Wegesrand vermutlich *der* Weg schlechthin für Männer im Westen. Es entspricht der Anlage der menschlichen Sexualität und ist geeignet, sexuelles Vergnügen und Familie unter weitgehender gesellschaftlicher Akzeptanz zu verbinden.

> Gibts beim Fremdgehen irgendwas zu beachten?

Wie sonst auch: Meide die Irren, verwende immer Kondome und unterschreib nichts.

> Meine Freundin heult, macht mir Vorwürfe und sieht sooo traurig aus!

Entschuldige dich tausendmal. Sag ihr, sie ist die Einzige für dich. Die Schlampe hat dich skrupellos verführt!

Und beim nächsten Mal machst Du es wieder genauso.

> Zerstört das nicht das Vertrauen in meiner Beziehung?

Ja, aber das ist egal. Liebesbeziehungen beruhen nicht auf Vertrauen.

Kelb.

<3

71 – Vernachlässige nicht deine Freunde

Vernachlässige niemals deine Freunde für ein Mädel, denn Du wirst sie noch brauchen.

Och komm. Bisschen darf man. So wenig wie möglich, Brudi. Sonst stolperst Du aus langjährigen Beziehungen direkt in die Isolation. Freundinnen und Ehefrauen haben kein Interesse daran, sich Konkurrenz zu erschaffen und versuchen daher häufig, dich von bestimmten sozialen Kontakten zu trennen. Insbesondere weiblichen. Insbesondere gutaussehenden weiblichen. Lass das nicht zu! Sie tut das auch nicht.

Abgesehen von einigen schwer ersetzbaren Kompetenzen von Sex über Gebärfähigkeit bis Kindesaufzucht sind Freunde langfristig wesentlich nützlicher als Frauen. Wer gute Freunde hat, eine tüchtige Putzfrau und die Telefonnummern von zwei bis drei kompetenten Huren, kann auf eine Freundin möglicherweise völlig verzichten. Womit wir beim nächsten Punkt wären.

72 – Gib Prostitution eine Chance

Prostitution ist wie Liebe, nur ehrlicher. Oder: Liebe ist wie ein Haus. Wenn man jung ist, baut man eines. Wenn man alt ist, kauft man eines.

Derlei Sprüche kennst Du wahrscheinlich, sie sind alle wahr. Wenn dir Pussy fehlt und Du gut bei Kasse bist, kauf den Scheiß einfach. Spart eine Menge Aufwand, Ärger und paradoxerweise eventuell sogar Geld!

Das Hauptproblem besteht in der massiv schwankenden Qualität sexueller Dienstleistungen. Prostitution muss man professionell angehen, zumindest als Kunde! Der Trick ist, Freierforen im Internet zu checken. Dort findest du Erfahrungsberichte und somit Anhaltspunkte, wo Du für dein Geld entsprechende Leistung bekommst. Huren, die konstant guten Service liefern, sind Segen und Ausnahme!

Recht zuverlässig gibt es hübsche Prostituierte bei seriösen Escort-Agenturen in Großstädten. Deren Mädels kommen für ein oder zwei Stunden zu dir nach Hause bzw. ins Hotel und stellen eine gewisse Oberklasse in Sachen Sexdienstleistungen dar. Versäum trotzdem nicht zu recherchieren, welche Agenturen seriös sind und welche Damen kunstfertig!

Sex mit Prostituierten wird nur in Ausnahmefällen den Thrill einer natürlichen sexuellen Begegnung erreichen. Aber wenn letzteres ohnehin außer Reichweite scheint, wieso nicht mal ausprobieren?

73 – Verlass den Westen für immer

Vom Reisen war schon die Rede. Wenn dich hier nichts Wesentliches hält oder wenn es schlicht egal ist, *wo* Du nichts tust, zieh eine dauerhafte Verlegung deines Lebensmittelpunkts in Erwägung!

Als Westler genießt Du in der zweiten und dritten Welt einen erheblichen Statusbonus, den Du dir in Form von Pussy und besserer Behandlung auszahlen lassen kannst. Zumindest für Aufmerksamkeit brauchst Du nicht weiter zu sorgen. Viel Spaß beim Rumhuren in den unteren Etagen einer Alterspyramide, die diesen Namen noch verdient.

73 – Verlass den Westen für immer

Häufig werden Schwellenländer wie Kolumbien, Moldawien, Vietnam, Indonesien oder die Philippinen genannt. Wenn dir das zu krass ist, denk auch an das nähere Osteuropa. Noch ist der einstige Glanz des Westlers dort nicht völlig erloschen. Vorsicht, die Lücke schließt sich. Aber immer noch sprechen viele Aufreißer bevorzugt Frauen mit osteuropäischen Gesichtszügen an.

<3

Lass dich warnen, Brudi. Frauen, die sich gegen widrige Umstände behaupten müssen, spielen ein härteres Spiel. Da wird manipuliert und gelogen und sich kein bisschen dafür geschämt, husthüstelrussinnenräusper.

Wie mach ich das also in der Praxis?

Wenn Du auswanderst, mach es hundertprozentig und nicht bloß son bisschen. Integrier dich. Verlege deinen Lebensmittelpunkt dauerhaft und benimm dich auch so! Mach Sprachkurse! Erlerne die Landessprache, bis Du sie korrekt und fließend sprichst! Nutze für weibliche Kontakte anfangs gut frequentierte soziale Netzwerke und Singlebörsen und präsentier dich als das, was Du eben glücklicherweise bist. Sei besonders vorsichtig mit der auf Westler spezialisierten Schicht („Golddigger"): Keine Geisteskranken, nichts unterschreiben, immer Kondome. Golddigger sind nur Huren, die ihren Preis nicht nennen, weil sie hoffen, dass Du zuviel bezahlst und genau so solltest Du sie auch behandeln! Mach keine Zusagen mit harten Rechtsfolgen, aber versprich ihnen, was immer ihre Augen glänzen lässt: Schmuck, exklusive Urlaube, etc. Manche dieser Mädels spreizen dann vorschnell die Beine. Hol dir ein paar geile Ficks und lass sie sofort fallen, wenn sie die Schenkel zusammenpresst. Dabei immer freundlich bleiben! Währenddessen lernst Du die Sprache, nimmst einen Job an und erschließt dir langsam echte Freundeskreise und somit normale Frauen. Sieh dich auch in der Expat-Szene um, besuch einschlägige Veranstaltungen.

Das Bildungsniveau der Damen in Schwellenländern kann frustrierend niedrig sein, ein Bekannter drückte das mal so aus: *Ganz Lateinamerika ist voller Single-Moms mit dem intellektuellen Niveau eines deutschen Hauptschulabbrechers, die davon phantasieren, wie Du ihnen Range Rover kaufst.*

Wieso Range Rover? Das hab ich auch nicht verstanden.

Dein Vorteil könnte also kleiner sein als erhofft. Die Kluft zwischen West und Ost schließt sich schnell; Südkorea, Japan, Taiwan sind uns sogar einen Schritt voraus. Nichts von Wert entkommt der Globalisierung, also schon gar nicht der Sex.

Eine kleine Weile lang aber könnte es noch gutgehen: Würg und schüttel den Westen, bis er sein giftiges Geld auskotzt. Dann raffst Du alles zusammen und fliehst.

74 – Gib auf

Ernsthaft. Wenn Du keinen Bock mehr auf den Zirkus hast, lass gut sein.

Halbwegs erfreulich zu ficken stellt für die Mehrheit der Männer im Westen eine aufwändige und typischerweise frustrierende Anstrengung dar. Die immer attraktiver werdende Alternative besteht darin, es bei Freunden, Karriere, Hobbies, Serien und Videospielen zu belassen und den Sex anlassbezogen zu kaufen.

Wer sich nicht verheiratet und nur eine überschaubare Anzahl Kinder zeugt, hat insbesondere später im Leben nicht selten eine Menge Kohle dazu übrig!

Geh mit den Jungs zum Schießstand, fahr schnelle Autos, geh Angeln in Schweden oder was immer dich halt bewegt. Wenn der Druck steigt, machst Du Nuttenurlaub in irgendeinem Entwicklungsland und liest vormittags in der Hotellounge Houellebecq, während Du Urlauberinnen abcheckst. Es gibt wirklich Schlimmeres, als reich und frei zu sein!

Aber nicht viel schlimmer.

Du kennst dich aus. Viel Spaß.

Sterben werd ich dann aber alleine.

Brudi, das tust Du sowieso. Frag Leute aus Fachbetrieben.

75 – Betreibe Online-Dating professionell

Internet-Singlebörsen. Lohnt sich das? Die Frage wird unter Aufreißern seit Jahren kontrovers diskutiert. Seit hinlänglich effiziente Apps im Mainstream angekommen sind, geht die Tendenz zum *Ja, aber.*

Online-Dating erlaubt dir einerseits, von einer gewaltigen Anzahl Frauen gesehen zu werden, ohne dafür auch nur von der Couch aufstehen zu müssen. Andererseits sind Singlebörsen immer noch ein Tummelplatz für Übriggebliebene, Durchgeknallte und Sozialkrüppel. Du bist natürlich ausgenommen, Brudi.

hdf

Notorisch Nützliches

Die Konkurrenz ist online massiv und kann darüber hinaus auf technische Unterstützung bauen: Die wenigen attraktiven Profile werden automatisch häufiger angezeigt. Onlinebörsen kannst Du ignorieren, wenn Du als durchschnittlich aussehender Mann guten, schnellen Sex willst. (Vergiss es.) Selbst wenn Du gut aussiehst und gekonnt vorgehst, wirst Du online eher unter deinen Möglichkeiten ficken.

Auch viele Frauen ziehen immer noch lieber mit ihren Freunden um die Häuser, wenn der Hafer sticht. Da sehen sie alles Wichtige auf einen Blick; ganz im Gegensatz zu diesem deprimierenden Spiel, bei dem sie einen Termin mit einem Typen machen, der sich am Ende als Horst entpuppt.

Worauf kommts in der Praxis an?

Viele Männer liken sich die Finger wund, texten Romane als Profiltext und zerbrechen sich stundenlang den Kopf über die erste Nachricht. In Wahrheit interessiert das alles keine Sau. Online-Dating steht und fällt mit den Fotos auf deinem Profil und der Fähigkeit, unwillige Frauen möglichst schnell auszusieben. Falls die Dame zögert dich zu treffen, kannst Du deine Bemühungen einstellen, denn mit hoher Wahrscheinlichkeit zögert sie zwei Wochen und fünfzig Seiten Text später immer noch. Viele Mädels sind nur neugierig, genießen die Auseinandersetzung mit Männern aus sicherer Entfernung oder huren einfach um Aufmerksamkeit, Bestätigung und Follower. Wer auf Singlebörsen stundenlang textet, hat die Kontrolle über sein Leben verloren! Nur Loser verwenden Zeit und Mühe auf virtuelle Bekanntschaften und Frauen wissen das.

Welche Bilder nehm ich also?

75 – Betreibe Online-Dating professionell

Alle deine Bilder sollten den allgemeinen Anforderungen guter Fotos genügen, also hinlänglich scharf sein, ein klares Motiv aufweisen (im Normalfall dich) und so weiter. **Bild 1** zeigt zumindest dein Gesicht und deine Schultern; bei deinem Traumkörper allerdings sollten auch Oberkörper und Arme zu sehen sein. Das Shirt bleibt an, wenn Du an ein oberkörperfreies Bild 1 denkst, benutz dafür einen separaten Account. Du kannst Bild 1 selbst und alleine machen, Anleitung folgt. Nimm kein Selfie, das schreit nur laut und eindringlich: „Der Einzige, der mich fotografiert, bin ich selbst". **Bild 2** sollte deinen ganzen Körper zeigen. Kleide dich entspannt, aber lass deine hübsche Figur durchschimmern, falls Du sowas hast. Auch dieses Bild kannst Du selbst machen. **Bild 3** sollte dem nachhaltigsten Problem im Online-Game entgegenwirken, nämlich dem fehlenden Social Proof. Das Bild zeigt dich daher in entspannter Gesellschaft von, idealerweise, hübschen Frauen. Ein Selfie kann hier ok sein. Viele Apps erlauben die Verknüpfung mit anderen Plattformen der Selbstdarstellung, etwa Instagram. Tu es, wenn es dort was zu sehen gibt!

Soweit die Pflicht. Auf den weiteren Bildern kannst Du machen, was dir dein Darstellungsdrang eben eingibt: Sport, Party, Urlaub, Hinweise auf dein Dasein als verlotterter C-Promi, whatever. Übertreib es nicht, je ein Bild reicht.

Foto mit nacktem Oberkörper?

Solltest Du machen, wenn Du entsprechend etwas herzuzeigen hast. Vermeide die üblichen Klischees, Spiegelselfie im Fitnessstudio, Du weißt schon. Das Foto sollte dich in einer Situation zeigen, die deine Nacktheit irgendwie rechtfertigt. Am besten was Soziales …

Die gute alte Partie Beachvolleyball. Das wäre ideal. Spaß am Swimming Pool tuts aber auch. Nach sportlicher Betätigung mit den Jungs, wenns sein muss. Hm. Vielleicht beim Herumtollen im Schnee vor einer Skihütte?

Wenn man das so macht bei euch.

Klappe, Brudi! Im Zentrum deiner Bemühungen muss Bild 1 stehen, jenes Foto, das Besucher deines Profils zuerst sehen. Ohne gutes Bild 1 kannst Du Singlebörsen vergessen! Gibt es ein herausragendes Bild von dir? Falls nein, musst Du dich um eines kümmern.

Ohje.

Du brauchst ohnehin gute Bilder von dir. Lass dich so oft wie möglich fotografieren! Viel unter Leute gehen hilft, die besten Fotos entstehen im wirklichen Leben. Die Weirdos, die bei jeder verdammten Gelegenheit ihre scheiß Spiegelreflexkamera anschleppen, sind supernützlich. Tu ihnen schön, die brauchen das.

Du kannst dieses besonders wichtige Bild 1 mit etwas Mühe aber auch selbst produzieren. Am besten arbeitest Du mit einer großen Digitalkamera, einem lichtstarken Teleobjektiv sowie einem Stativ und einem Fernauslöser, also einer kleinen Fernbedienung. Aktuelle Kameras kannst Du mit deinem Smartphone steuern und dir die Bilder noch vor der Kamera stehend ansehen. Das erleichtert die Sache erheblich!

„Große Kamera"?

Die schiere Größe der Optik erlaubt es, bei natürlich wirkender Abbildung des Motivs den Hintergrund unscharf zu machen. Das lenkt den Blick des Betrachters auf den wesentlichen Bildinhalt, nämlich dich. Solche Bilder sehen gut aus und Du kriegst sie auch

75 – Betreibe Online-Dating professionell

als Anfänger hin. Kannst Du eine Kamera mit Teleobjektiv im Freundeskreis leihen?

Ich hab keine Ahnung, wovon Du redest.

Ich weiß, was Du denkst: Selfie mit dem Smartphone und gut is, von teurem Equipment seh ich auch nicht besser aus! Brudi, glaub mir: Doch. Du siehst damit besser aus. Und online gehts um jeden Zehntelprozentpunkt! Was Du in ein gutes Profilbild investierst, wird dir später in Form von besseren Ficks rückerstattet. Mal eben ne schnieke Kahba auf Tinder matchen und beim ersten Treffen mit nach Hause nehmen, ist das Privileg der Top-10% der männlichen Profile, wenn nicht der Top-5%.

Kahba <3

Frisch ans Werk, endlich lohnen sich das Training und die ewigen gedämpften Brokkoli! Wie wärs mit einem Friseurbesuch vor deinem DIY-Shooting? Trag ein gut sitzendes Shirt und bring deinen Bart in Ordnung! So wie Du heute aus der Wäsche schaust, sehen dich die Mädels das ganze nächste Jahr über. Is klar, ne?

Stell dich ins Licht! Im Freien gibts eine Menge davon, vermeide aber direktes Sonnenlicht, das macht hässliche Schatten im Gesicht. Wenn Du das Bild in deiner Wohnung machst, lass dich von Tageslicht durch ein großes Fenster beleuchten.

Stell die Kamera in einer Höhe von rund eineinhalb Metern auf ein Dreibein-Stativ. Improvisationen sind umständlich.

Steh wenigstens fünf Meter von der Kamera entfernt und zoome gegebenenfalls! Wenn Du nah an der Kamera bist, wird dein Gesicht auf dem Bild aus rein optisch-physikalischen Gründen verzerrt dargestellt. Digitale Helfer zur Entzerrung genügen nicht!

Zeichne mal den Strahlengang bitte <3

Klappe, Brudi! Der Effekt ist übrigens der Grund dafür, dass Selfies immer irgendwie komisch aussehen und Brotmullen auf der ganzen Welt nach oben ins Telefon gucken, wenn sie sich fotografieren. Das macht die Augen größer und verschmälert das Gesichtstrapez. Erfahrene Online-Gamer würgen reflexhaft bei dieser Sorte Porträt, sie wittern das Fett! Dickmullen benutzen inzwischen vermehrt Software, um dich zu sinnlosen Dates zu bewegen. Noch fällt das mit etwas Übung auf. Bemüh dich online nie um irgendetwas anderes als Mädels mit aufschlussreichen, natürlich wirkenden Fotos, die hinreichend deutlich ihren gesamten Körper zeigen.

Jaja. Zurück zu meinem Shooting.

Der Hintergrund sollte nicht von dir ablenken. Jetzt macht sich das riesige Auge des Objektivs bezahlt: Mach die Blende weit auf, damit der Hintergrund unscharf wird!

„Gesichtstrapez" fand ich gut. Schreib maln Buch oder so.

Klappe, Brudi! Du wirst etwas Platz brauchen, in Innenräumen kann das zu einer Herausforderung werden. Vielleicht doch lieber raus in Muttis Garten?

Fotos mit weit offener Blende verlangen nach einer präzisen Fokussierung. Bestimmt hat deine Kamera einen Fokusmodus, der mit Gesichtserkennung arbeitet. Das ist hier genau das Richtige.

Und nun das Wichtigste: Mach viele, viele Fotos! Knips, knips und nochmal knips. Experimentiere! Stell dich anders hin, nimm was zur Hand, tu etwas. Ändere den Bildausschnitt. Ändere die Location. Erprobe verschiedene Blickwinkel. Wechsel die Kleidung. Wenn Du in die Kamera schaust, solltest Du ein Lächeln

75 – Betreibe Online-Dating professionell

erwägen, denn ein direkter Blick ohne Lächeln kann schnell unfreundlich wirken. Falls Du nicht direkt in die Kamera schaust, ist es egal.

Wenn Fotos so wichtig sind, warum nicht einen Profi engagieren?
Brudi, ich liebe es, wenn Du mitdenkst. Das ist eine überlegenswerte Sache. So ein Shooting ist nicht billig, aber wenn das für dich Kleingeld ist, mach es. Und nochmal zur Erinnerung: Ein reges Sozialleben ist die ergiebigste Quelle für gute Fotos.

Was schreib ich auf meinem Profil?
Ist nicht so wichtig, den Scheiß liest kein Mensch. Ich empfehle: Kurz, freundlich und männlich. Besser Englisch, das könnte Ausländerinnen locken. Ich hatte bis vor kurzem *Let's not play the dating game,* ein Freund jahrelang *It's a good day. Don't be shy.*

Um Frauen im Sicherheitsmodus auszusieben, kannst Du hier einen Machospruch bringen: *Be nice, be pretty, don't get on my nerves and I'll be in love with you.*

Jaja. Soll ich Körpergröße und Gewicht dazuschreiben?
Kannst Du machen.

Wie schreib ich sie an?
Mit Begrüßungen und sonstigen Floskeln brauchst Du dich nicht aufzuhalten, starte direkt ins Gespräch. Fass dich kurz! Eine geistreiche Bemerkung ist einem kahlen *hey* übrigens kaum überlegen.

Mir fällt nichts ein!
Schau dir ihre Fotos an und gib einen kurzen Kommentar dazu ab. Der gepunktete Pulli auf ihrem letzten Bild steht ihr? Schreib *Schöne Punkte!*

> Und wenn sie nicht reagiert?

Dann ist das eine Abfuhr. Nachrichten hinterherzuschicken ist Zeitverschwendung.

Mach ein bisschen Small Talk wie bei jedem anderen Erstkontakt auch. Das Texten dient in erster Linie dazu herauszufinden, ob sie eine Irre ist. Nach einer Weile bekommt man das zusammen mit dem Profil ganz gut ins Gefühl. Sie macht wahrscheinlich dasselbe.

> Wie schlag ich das Treffen vor?

„Ich mach heute xy, komm mit!" klingt gut, find ich. Wenn die Zeichen auf Ficktreffen stehen, bietet sich ein Spaziergang in der Nähe deiner Wohnung an. Gelegentlich kannst Du sie direkt zu dir nach Hause bestellen.

Hier einige wichtige Warnsignale, die dir online häufig begegnen werden:

Nur Bilder vom Gesicht und immer derselbe Blickwinkel. Ich bin fett, hässlich oder beides.

Nur unscharfe, überbelichtete, sehr dunkle oder durch Effekte verunstaltete Bilder. Ich bin eventuell fett und hässlich, jedenfalls aber irre.

Bild mit Pferd. Hi, ich bin irre.

Bild mit sonstigem Getier. Ich bin single, kinderlos und das hat auch seinen Grund.

Bild mit Kind. Lisi meint, ich soll meinen nächsten Ex online suchen. Einfach so zur Abwechslung, meint sie. Pff.

Sehr ausführlicher Profiltext. Hi, ich bin unerträglich.

75 – Betreibe Online-Dating professionell

„no ons". Hi, bei mir läuft das Sicherheitsprogramm auf Hochtouren. Rumgefickt hab ich genug, ab sofort mach ich auf tugendhaft und verkaufe meine alternde Pussy zu Mondpreisen an unterfickte Betas wie dich.

Präsentiert politische oder weltanschauliche Positionen. Diese Themen benutze ich als Zuflucht vor mir selbst.

Kurze Antworten ohne Gegenfragen („haha"). Hallo, ich will von dir nur Aufmerksamkeit und Bestätigung, danke für deine Mitarbeit. Schreib mir ruhig noch ein paar Seiten lang Nichtfickergrütze.

Kein Profiltext und nur ein oder zwei schlechte Bilder. Hi, ich werde nicht antworten.

Nochn paar Tipps bitte.

Bitteschön:

Verwende nicht nur bekannte Apps, dreh auch mal ne Runde auf kleineren Plattformen. Wenn Du erstmal gute Bilder hast, geht das in Minuten. Soziale Netzwerke taugen zur Kontaktaufnahme mit Mullen an der Peripherie deines Bekanntenkreises.

Betrachte Onlinebörsen als Nebenschauplatz deiner Fickbemühungen. Im wirklichen Leben fickst Du meistens besser.

Wenn sie gute Bilder von ihrem Körper hat, aber ihr Gesicht nicht zeigt, will sie bloß ein bisschen in Deckung bleiben. Schreib ihr ein paar Zeilen und lass dir aufschlussreiche Bilder schicken. Wenn sie nix rausrückt, vergiss sie. Blind Dates sind Zeitverschwendung.

Nichts, was vor eurem ersten persönlichen Treffen passiert, ist irgendwie von Bedeutung. Verkneif dir vor Onlinedates jede Art von Erwartung. Es lohnt sich nicht.

Spar dir den Aufwand separater Dates, lade die Mullen zu gemeinsamen Unternehmungen im Freundeskreis ein. Siehe den Punkt „Triff sie in Gesellschaft deiner Freunde".

Beim Alter kannst Du ein bisschen bescheißen. Wenn Du gut in Form bist, zieh ein paar Jahre ab. So wirst Du jüngeren Mädels angezeigt, die sonst nie erfahren würden, was ihnen entgeht.

Betreibe eventuell zwei Profile mit unterschiedlichen Informationen und Bildern, von denen eines eher das Alpha-, das andere eher das Sicherheitsprogramm anspricht.

Bessere Ergebnisse erzielt man auch bei der Anbahnung übers Internet mit Frauen von geringerem Sozialstatus; denk dran, wenn auf dem Screen Migrantinnen und Co. auftauchen.

Nirgendwo ist es so wichtig wie online: Schmiede das Eisen, solang es heiß ist! Viele Frauen starten die App nur, wenn sie grade richtig horny sind. Das sind sie höchstens ein paar Tage lang, also beeil dich. Schreib ihr und triff sie so schnell wie möglich! Lass sie auf keinen Fall ungevögelt nach Hause gehen, wenn sie Lust auf dich hat!

Nachrichten werden nicht beantwortet, Konversationen reißen ab, User löschen dich aus ihrer Kontaktliste. Das ist das täglich Brot des Onlinefickers. Zu den Akten und ran an die nächste Muschi.

Eine Verführung beginnt vielleicht online, aber fortgesetzt und beendet wird sie in der Realität. Lass das ewige Getippsel und schlag ein Treffen vor.

Moderne Singleplattformen sind konkurrenzschwere, hocheffiziente Sexualmärkte. Jeder Millimeter, den dein Profil über den Durchschnitt hinausragt, macht sich bezahlt.

Übertrage nicht ohne weiteres deine Online-Erfahrungen auf Frauen im Allgemeinen! So mancher Mann hat sich beim digitalen Resteficken einen veritablen Frauenhass geholt.

Du kannst auf Singlebörsen auch freundschaftliche Kontakte zu Frauen knüpfen. Unabhängig davon, ob sie mit dir schläft, solltest Du Damen mit gutem Status und gekonntem Sozialverhalten bevorzugt behandeln. Freundinnen zu haben ist so herrlich fickförderlich!

Dieses Kapitel orientiert sich stark an gegenwärtig hochfrequentierten Singlebörsen wie Tinder. Wenn das in ein paar Jahren kein Schwanz mehr kennt, versuch die Tipps auf die neuen Formate zu übertragen. Die Technik ändert sich, aber die Gesetze der menschlichen Sexualität bleiben gleich.

76 – Tanze!

Kein passionierter Reinstecker sollte es unterlassen zu tanzen! Wie keine andere Form des ersten Kontakts erlaubt es, die beteiligten Körper zu zeigen und zu erkennen. Dementsprechend assoziiert ist Tanzen mit schnellem Sex.

Dasja ekelhaft!

Nichwa! Brudi, die Tanzflächen dieses Planeten sind voller Mullen kurz vorm Eisprung – eine präformierte Gruppe, die uns der Himmel schickt! Also lern tanzen. Nutze jede Gelegenheit, deinen Körper zur Musik zu bewegen! Probier es zuhause, allein! Du kannst dich auf Video aufnehmen, um allzu Bescheuertes aus deinem Repertoire zu streichen. Hol dir Tipps im Internet, um in Clubs tanzen zu können, ohne dich lächerlich zu machen. Laute Konzerte erlauben dir, dein Rhythmusgefühl unter Gefechtsbedingungen zu trainieren.

Gib mal Tanzanleitung.

Du gehst in einen Club, verbringst deinen möglichst attraktiven Körper auf die Tanzfläche und genießt die Bewegung zur Musik. Zuerst alleine und ohne jemanden zu beachten, gern auch mit geschlossenen Augen.

Nach einer Weile siehst Du dich in deiner näheren Umgebung um und machst eine Gruppenaktivität draus, wenn Interessentinnen auffallen. Wenn Du gut tanzt und halbwegs attraktiv bist, haben sie dich zu diesem Zeitpunkt ohnehin schon entdeckt.

Angst.

Die Tanzfläche ist zum Tanzen da. Quassel nicht und ignoriere jeden, der nicht tanzt. Benutz deinen Körper zur Kommunikation! Sich durch Tanz auszudrücken geht nur über Erfahrung und kann erstmal ziemlich peinlich sein. Probiers trotzdem, ok? Du feige Sau?

Immer diese Schleifernummer.

Bei gegenseitigem Gefallen kommt man einander näher, näher und noch näher. Sobald ihr mehr rummacht als tanzt, nimmst Du sie an der Hand und führst sie an einen mehr oder weniger ungestörten Ort.

Alternativ nimmst Du sie später mit nach Hause. Nur falls das unmöglich ist, holst Du dir ihre Nummer, gib ihr einfach dein

76 – Tanze!

Telefon mit Nummernblock am Screen, das ist auch bei ohrenbetäubendem Lärm eindeutig.

                                    Klingt nicht wie etwas, das ich hinkriege.

Not yet, Kamerad. Not yet!

Tägliche, freundliche Erinnerung

Na. Alles klar jetzt?

Nein.

Brudi, entspann dich. Du kannst mit Frauen unmittelbar wenig falsch und wenig richtig machen. Sie hat sich längst für oder gegen dich und deinen Schwanz entschieden, und zwar aufgrund von Faktoren, die Du auf die Schnelle nicht ändern kannst. Anstatt zu grübeln, geh zum Training oder bastel was für eine Freundin!

<3

Lass dich ein letztes Mal erinnern an das Einzige, das Du verstanden haben musst in Liebesdingen: Du musst deinen eigenen Weg gehen! Als Mann beweist Du dich an der Welt da draußen und gewinnst. Oder eben nicht und Du gehst unter und keinen interessierts. Unterwegs findest Du Respekt, Freunde und irgendwann die ersten Frauen.

Glotz nicht, leg los.

S-soll ich nicht erstmal mein Zimmer aufräumen?

Wenn es einmal läuft mit den Mädels, läuft es schnell richtig gut. Als Schönling brauchst Du eine übersichtliche Kalenderapp für deine oft kurzfristig auftauchenden Ficktermine. Als Statusgott eine austrainierte Pimp-Hand, um die Massen an Mädels zu sortieren, die um dich rumschwirren und alles Mögliche wollen.

Und wenn es nicht läuft?

Dann bist Du wenigstens beschäftigt, Brudi. Lenkt von den Schmerzen ab! Es wird noch bisschen kühler, fürchte ich. Die

Mädels hatten ihre sexuelle Revolution und wir warten noch auf unsere. Halt dich an Familie, Freunde, Menschen mit gutem Kern. Glaub nicht den Lügen, Frauen sind nicht der Feind. Bleib wach, bleib mobil, bleib flexibel.

    Kommt Fäulnis über die wankenden Städte der Menschen?
Morgen um diese Zeit endet alles, wir wachen neben unseren leblosen Avataren auf, wir alle, Milliarden Männer und Frauen. Der Versuchsleiter kudert und holt den Schnaps und die Nutten rein. Für die Mädels gibts eine königliche Hochzeit. Und der Livekommentar hat genau das richtige Maß Ironie.

                 Jaja. He Brudi!
Was.

                  Halts Maul.

Bemerkungen, Widmung, Dank

Dieses Buch beruht auf Erfahrung, Spekulation, anonymen Postings in übel beleumundeten Internetforen und einigen weniger zuverlässigen Quellen. Es ist unlektoriert, damit es sich nicht besser liest als es ist. Emails an folgende Adresse bemerke ich wahrscheinlich: abc57787@hotmail.com

Dieses Buch ist allen Frauen gewidmet, mit denen ich Liebe machen durfte, insbesondere aber den fast vergessenen, deren Erinnerung nur noch ein Schatten ist oder ein schmerzhafter Schwindel. Lebt wohl, ihr geliebten Körper und Seelen. Ich würd euch überwiegend heute noch besteigen <3

Und meiner Mutter.

Danke Rapunzel, Du lässt mich konturloses Stück Bergschwamm Form annehmen. Zao, hast Du das Scheißding echt gekauft damals?? Danke Max, du altes Hasskotelett! Danke Halbork für all den Input und die erbaulichen Rants! He Bodi, hörst Du wieder Liebeslieder! Luzi blede Hex! Kugi du Sau! Elena, du Genie! Danke Leo, das sind wunderschöne Seiten! Danke apfl, kleiner Wanderpokal! Hey Dieter, Du kiffst wien Kaninchen! Danke Donna, wegen der Buchtel! LadyD, chill! Danke Gerry, wieso auch immer! Danke Bastet, Du hast Hörnchen! Hallo Maandag, lass die Mitbewohnerin am Leben! Farfi? He? Du warst raw in einer Zürimatratze! He Gönni, du Depp hast Eier! Skrut du Kelb, bleib relevant, bring Album raus und geh Delphintherapie! Hüüääh, dr. morell! Danke Avicenna für all die Weiningereyen! Beat, Du brauchst Bart! Och Jangi kommomaklah! Woki, Du fickst! Pew, wenn Du masturbierst, hast Du meist Kopfhörer mit Delfinlauten drinne!

He Rein, Du bist aus gutem Hause aber warum trägst Du Frauenschuh! Danke Urbexo, Chiquita und Mama fürs Fehlerfinden!

Danke Olof. Bitte verzeih mir wegen der Nacht am Balkon, ich wollte doch nur den Regen den Staub von deinen Blättern waschen lassen. Wer hätte ahnen können, dass ein Sturm kommt!

Der Wetterbericht?

Klappe, Olof.